老年认知功能障碍患者的
评估和干预
研究

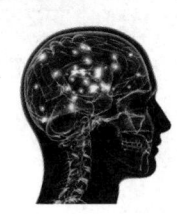

程 琳 著

吉林大学出版社

图书在版编目（CIP）数据

老年认知功能障碍患者的评估和干预研究 / 程琳著. —长春：吉林大学出版社，2018.9
ISBN 978-7-5692-3702-3

Ⅰ. ①老… Ⅱ. ①程… Ⅲ. ①阿尔茨海默病—研究 Ⅳ. ①R749.1

中国版本图书馆CIP数据核字（2018）第257496号

书　　名：老年认知功能障碍患者的评估和干预研究
LAONIAN RENZHI GONGNENG ZHANG'AI HUANZHE DE PINGGU HE GANYU YANJIU

作　　者：程　琳　著
策划编辑：邵宇彤
责任编辑：邵宇彤
责任校对：杨春艳
装帧设计：优盛文化
出版发行：吉林大学出版社
社　　址：长春市人民大街4059号
邮政编码：130021
发行电话：0431-89580028/29/21
网　　址：http://www.jlup.com.cn
电子邮箱：jdcbs@jlu.edu.cn
印　　刷：三河市华晨印务有限公司
开　　本：710mm×1000mm　1/16
印　　张：14
字　　数：225千字
版　　次：2019年3月第1版
印　　次：2019年3月第1次
书　　号：ISBN 978-7-5692-3702-3
定　　价：59.00元

版权所有　　翻印必究

前言 PREFACE

认知功能障碍一般指由各种原因所导致的不同程度的认知功能损害,是常见的神经系统退行性病变,已经成为影响老年人生活质量及其健康的疾病之一,而每年这种疾病的发病率都在增加,所以越来越受到人们的关注。60岁以上老年人常伴随不同程度的认知功能障碍,患病率较高。根据流行病学研究资料推算,我国可能有1 600万以上的认知功能损害的患者。老年认知功能障碍严重危害老年人的身心健康,使其进入医疗机构的比率显著增高,得病率、死亡率也大大上升。此外,得此病的老年人常精神不佳,对老年人的生活造成了极大影响。可见,老年认知功能障碍对老年人群及其家庭和护理人员的生活造成极大不便,并给患者本人及其家庭和社会带来沉重的医疗、经济和社会负担。随着我国人口老龄化日趋严重,老年认知功能障碍的防治工作成为我国公共卫生需要重视和迫切需要解决的一大难题。

基于此,本书对老年认知功能障碍的相关理论进行了系统归纳,并对老年认知功能障碍的评估与干预进行了详细的阐述,力图在社会医学与公共卫生事业管理的领域,借鉴国内外的研究成果,通过对患有认知功能障碍的一些老人评估筛查和进行早期干预,来预防和延缓老年认知功能障碍的发生、发展,从而提高老年人的生活质量,实现我国健康老年化的目标。

本书在编写过程中得到了多位同仁的支持和关怀,他们在繁忙的医疗、教学和科研工作之余参与撰写,在此表示衷心的感谢。

由于时间仓促,专业水平有限,书中若存在不妥之处,敬请读者批评指正。

程琳

2018年6月

目录 CONTENT

- 第一章 老年认知功能变化 / 001
  - 第一节 人口老龄化与老龄问题 / 001
  - 第二节 老年人的感知觉、注意和思维模式 / 005
  - 第三节 老年人的记忆与智力 / 017
- 第二章 老年认知功能障碍概述 / 028
  - 第一节 老年认知功能障碍的定义及临床表现 / 028
  - 第二节 老年认知功能障碍的流行病学特征 / 031
  - 第三节 老年认知功能障碍的危险因素 / 034
- 第三章 常见老年认知功能障碍的分类 / 040
  - 第一节 轻度认知功能障碍（MCI）/ 040
  - 第二节 老年痴呆 / 045
- 第四章 老年认知功能障碍与相关疾病 / 051
  - 第一节 老年认知功能障碍与脑血管疾病 / 051
  - 第二节 老年认知功能障碍与代谢综合征 / 066
  - 第三节 其他疾病 / 073
- 第五章 老年认知功能障碍的筛查与诊断 / 085
  - 第一节 老年认知功能障碍的筛查与诊断原则 / 085
  - 第二节 老年认知功能障碍的临床问诊 / 087
  - 第三节 老年认知功能障碍的辅助检查 / 090
  - 第四节 老年认知功能障碍的神经心理学检查 / 109
- 第六章 老年认知功能障碍的临床治疗 / 127
  - 第一节 西医治疗 / 127

第二节　中医治疗　/　141

第三节　康复治疗　/　146

第七章　老年认知功能障碍干预模式的构建　/　156

第一节　干预模式的理论基础　/　156

第二节　认知功能障碍的干预框架及流程　/　157

第八章　老年认知功能障碍的干预技术　/　160

第一节　认知干预技术　/　160

第二节　行为干预技术　/　173

第三节　认知行为干预技术在应用中的注意事项　/　183

第九章　老年认知功能障碍的健康管理　/　185

第一节　老年认知功能障碍健康管理的现状与问题　/　185

第二节　国外老年认知功能障碍健康管理对我国的影响　/　196

第三节　老年认知功能障碍健康管理的实践措施　/　201

附录：常用神经心理学评估量表　/　207

附录1　简易精神状态检查量表
（Mini-Mental State Examination，MMSE）　/　207

附录2　蒙特利尔认知评估量表
（Montreal cognitive assessment，MoCA）　/　209

附录3　临床痴呆评定量表
（Clinical Dementia Rating，CDR）　/　213

附录4　日常生活能力量表
（Activity of Daily Living，ADL）　/　215

参考文献　/　217

第一章 老年认知功能变化

第一节 人口老龄化与老龄问题

当今全球研究的一个世界性课题是人口老龄化与老龄问题。人类社会最严峻的挑战之一就包括人口老龄化问题。而人口老龄化是社会和经济发展的结果。联合国发布的资料显示，预计到2050年，全球60岁以上老年人口将达到20亿，首次历史性地超过15岁以下的人口数量。这对人类生活的各方面势必会产生重大的影响。所以，对人口老龄化和老龄问题进行深入研究，是一项不可或缺的重大课题，顺应了时代的发展。

1982年，第一届老龄问题世界大会通过的《老龄问题国际行动计划》认为，老龄问题的内容可概括为发展和人道主义两个方面，老龄问题既包括"影响到老年人的个人问题"，也包括"人口老化有关的问题"。

一、人口老龄化的概念

人口老龄化（aging of population）又称社会老龄化（aging of society），是指某一区域年轻人口数量减少、老年人口数量增加而导致的老年人口比例相应增长的动态过程。老龄化在国际上有两条标准：第一条是年龄60岁以上的人口数量占总人口的10%；第二条是年龄65岁以上的人口数量占总人口的7%。

人口老龄化有双重含义：动态过程是指老年人口相对增多，在总人口所占比例不断上升的过程；静态过程是指社会人口结构呈现老年状态，进入老龄化社会。人口老龄化的问题十分严峻，是人类衰老推迟、寿命延长、死亡率与出生率降低而导致的人口年龄金字塔的"底部老化"。

因为寿命的平均值，在世界各国中的差异较大，加上老年人的年龄划分标准尚未完全统一，所以现在人口老龄化的标准也不一样。①发达国家和地区的标准：65岁以上为老年人，老年人口系数低于4%属于青年型，4%~7%属于成年型，7%以上属于老年型。②发展中国家和地区的标准：以60岁以上属于老年人，老年人口系数低于8%属于青年型，8%~10%属于成年型，10%以上属于老年型。

二、全球人口老龄化的现状

人口老龄化在全球已经是一种普遍的状态。21世纪初，世界上已经有近6亿老年人，是50年前老年人人数的3倍。到21世纪中期，将有约20亿的老年人，增长速度异常快。从全球范围来看，每年老年人口的增长速度在2%，比人口总数的增长速度更快。有专家预测，从现在开始直到往后的25年，老年人口会达到一个前所未有的数值。2025—2030年间，60岁以上老年人口将达到2.8%的年增长率。

在老年人口数和所占比例上，不同区域之间有显著的差距。在发达国家，目前有近五分之一的人口年龄在60岁或以上，预期到2050年这一比例将达到三分之一；在发展中国家目前仅有8%的人口年龄超过60岁，预期到2050年这一比例将高达20%。

三、我国人口老龄化的现状

我国是世界上老年人最多、增长速度最快的国家。2006年2月23日，全国老龄办宣布，我国已于1999年进入老龄化社会，是较早进入老龄化社会的发展中国家之一。

2011年4月28日，发布了第六次全国人口普查的数据，从数据中可以看出，我国60岁以上老年人口人数比上一次普查的人数多了2.93个百分点，占总人口的13.26%，65岁以上的老年人与上一次的普查相比较，提升了1.91个百分点，占总人口的8.87%。通过这几次的人口普查可以得出这样的结论：在我国，人口老龄化的问题严重，并且老年人数增长迅速，需要尽快解决人口老龄化的问题。目前，我国的人口老龄化主要有以下四个特征。

（一）人口老龄化的速度快

在人口老龄化发展速度方面，我国已经远远赶超发达国家。以65岁以上老年人口系数进行对比，仅仅26年，我国便从7%发展到14%，赶超了日本这个老龄化最快的国家。而其他发达国家完成这一过程用了更多的时间，如英国和德国都用了45年的时间，瑞典用了85年的时间，法国则用了115年的时间。

（二）绝对数大

我国的人口老龄化速度是全球最快的，原因是我国老年人口绝对数大。目前，我国人口老龄化正处于快速发展阶段，2017年底全国超过60岁的老年人口已达2.41亿，占总人口的17.3%，预计到2050年前后，我国老年人口数将达到4.87亿，占总人口的34.9%。

（三）不同的地区老龄化发展不平衡

我国地域面积比较大，由于不同省区之间、城乡之间社会经济文化发展水平的巨大差异性，人口老龄化发展也呈现出明显的区域不平衡性。从地域差异上看，老龄化程度可分为三大区域：第一个是东部沿海地区，包括上海、浙江等省市以及北方大城市，如北京、天津，早已成为老年型地区；第二个是以内陆平原地区为主，包括河南、河北、湖南、湖北、辽宁、吉林、黑龙江、内蒙古、甘肃以及广东等部分沿海省份，老龄化程度居于中等水平；第三是西北、西南及边陲地区，老龄化程度较低。从城乡差异上看，老龄化发展不平衡问题也十分突出。主要表现在两方面：一是大城市人口的超前老龄化；二是农村地区青壮年劳动力人口大量外流，使农村面临着老龄化的严重问题。我国人口老龄化总的趋势是经济发达地区快于欠发达地区，东部快于西部。

（四）未富先老

与发达国家不同，我国的人口老龄化与社会经济发展水平相比具有超前性。发达国家进入老龄化社会时，人均国内生产总值（GDP）一般都在5 000～10 000美元以上，已经基本实现现代化，具备建立和维持老年社会保障和服务体系所需的雄厚经济实力。我国开始人口老龄化时人均GDP刚超过1 000美元，应对人口老龄化的经济实力还比较薄弱，欠缺相应的社会保障能力，因而给老年人的民生、福利等方面带来一系列难题。联合国预计，中国面临的老龄化问题将比20世纪时候的欧洲更严重。

四、人口老龄化对当今社会的重大影响

人口老龄化对社会各方面的影响，可从两个角度进行分析。第一，积极方面。人口老龄化使人口的平均预期寿命延长，表明我国经济在发展、社会在全面进步。第二，消极方面。在社会层面，人口老龄化将对劳动适龄人口数量和结构、家庭结构和养老模式、社会经济制度及文化氛围、医疗等方面造成不同程度的影响；在经济层面，人口老龄化将对经济增长、储蓄、投资与消费、社会及家庭收入再分配、社会经济负担、劳动力市场、养老金、税收及世代间转接等产生冲击。

全世界对人口老龄化问题十分关注，联合国对此也高度重视。1982年，在维也纳召开的第一届老龄问题世界大会上批准了《国际老龄问题行动计划》，对就业与收入保障、健康、住房、教育与社会福利等方面提出了行动建议，将老年人视为独特、活跃的人口组别，认为老年人是具有多种能力，且有特殊的医疗保健需求人群。1990年，"国际老年人日"正式确定，同时将每年的10月1号定为老人日。1991年，《联合国老年人原则》顺利通过，在独立、参与、照料、自我实现、尊严这五个方面确立了关于老年人地位的标准，同时对各国开放，欢迎各国将这项原则纳入本国方案之中。我国在1992年召开的会议中提出了《国际老龄问题行动计划》，通过《老龄问题宣言》指明了进一步执行《国际老龄问题行动计划》的方向，并宣布1999年为"国际老年人年"。1999年，"国际老年人年"庆祝活动的概念框架要求研究了四个方面的问题：一是老年人的处境；二是终身的个人发展；三是代与代之间的关系；四是发展与人口老龄化之间的关系。"国际老年人年"的统一主题是"建立不分年龄、人人共享的社会"，并且在今后几十年会继续推广。2002年，在马德里召开第二届老龄问题世界大会，为21世纪老龄问题的研究提出了新规划。

第二节 老年人的感知觉、注意和思维模式

一、老年人的五种基本感觉

视、听、触、嗅、味是人类与外部世界的交流通道。人类感知觉依赖眼、耳、皮肤、鼻和舌等特定的感觉器官。感知觉加工和高级认知（如注意、记忆等）方面有着紧密的联系。因此，感知觉一直是心理学研究的一个重要领域。当个体步入老年期时，伴随增龄后的感知觉变化给老年人的日常生活带来许多困难，如烹饪、驾驶等。因此，通过探究老年人感知觉变化的特点和内在机制，发展相应的干预措施，可以为老年人的生活提供方便，提高他们的生活质量。

（一）视觉的变化

1. 视觉的功能变化

对比敏感度是在平均亮度下衡量视觉系统辨认两个可见区域差别能力的指标。它是人眼对恰好能识别出的某一空间频率的黑白相间光栅或条纹阈值的倒数，测量公式为 $CS = (L_{max} - L_{min})(L_{max} + L_{min})$，式中背景或对象的高亮度用 L_{max} 表示，背景或对象的低亮度用 L_{min} 来表示。对比敏感度分为两种：一种是空间对比敏感度；另一种是时间对比敏感度。如果两个区域在空间范围内相互靠近，则辨认他们之间亮度差异的能力称为空间对比敏感度；如果可见区按时间先后出现，则辨认其亮度差异的能力称为时间对比敏感度。老年人空间视觉敏感度随着年龄的增长而明显降低，并且在明视中间频率和高频率条件下，老年人的空间对比敏感度下降的程度随着空间频率的增加而加剧。随着年龄的增长，时间对比敏感度下降，并且随着时间频率的增加，敏感度下降越加明显。有研究表明，眼的光学因素的改变是引起年龄相关的空间对比敏感度下降的主要原因。这些因素包括降低的视网膜照度、增强的眼内光散射和增大的像差。还有一种研究方法是研究使用自适应的光学设备来校正单色高阶像差，可以用这种方法对老年人的空间对比敏感度进行测量。如果老年人的对比敏感度下降现象消失，则表明光学因素（特别是高阶像差）是影响明觉空间视觉能力

的因素。结果表明，使用自适应光学设备老年人的空间视觉敏感度有所提高，但是并未达到年轻人的视觉敏感度水平。这表明除了像差之外的光学因素外，神经相关变化可能也是明视对比敏感度降低的原因。

暗适应指由亮处到暗处，开始一无所见，随着时间的增加视觉感受性提高的时间过程。在年龄不断增长的同时，老年人暗适应所需的时间越来越长。在进行了一系列的研究之后发现，老年人暗适应能力降低的主要原因是老年人的瞳孔缩小、老年性黄斑变性和细胞感光物质的感光性减退。

2.视觉的信息加工过程

老年人容易发生交通事故的原因是判断运动物体的速度和估计两个运动物体碰撞的能力下降。这个结果说明老年人对视觉信息的加工速度下降了。比较年轻人和老年人的视觉注意相关电位（event related potentials，ERP）的特点，使用箭头提示靶刺激的空间位置信息，在搜索到靶后，根据靶刺激的属性进行按键反应。如果箭头方向和靶刺激是在同一个位置，则为有效信息；反之，则为无效信息。在全部试次中，有75%是有效提示，有25%是无效提示。结果表明，早期ERP成分（N1，P1）的潜伏期随年龄的增长而延长。

视觉搜索是指在一个视觉输入的图像中，从干扰刺激中找到目标的过程。在特征搜索任务中（如干扰刺激是绿色的圆，而目标是红色的圆），老年人寻找到目标的反应时间稍微长于年轻人。当任务的难度增加时，年龄差异加大。有研究使用有用视野测试任务来测试信息加工速度的年龄差异。有用视野指保持头和眼不动，对某个场景快速扫视所提取信息的视觉区域，也称功能视野。被试的任务就是在对屏幕中央刺激进行辨认的同时，对外围刺激作出定位判断，具体操作如下：在屏幕外围三个视角中某处呈现目标物，同时在屏幕中央给被试者呈现一个需要辨别的刺激物，随后产生下一个，接着在屏幕中央就会出现一个中央刺激系列，外围呈现24个位置。老年人在分配注意条件下完成任务所需的呈现时间显著长于年轻人。

（二）听觉的变化

1.听觉的功能变化

Clinard等在2010年就32个成年人对500 Hz和1 000 Hz的频率辨别的差别阈限进行测试线性回归测试，结果表明，随着年龄的增加，在两个频率上的频率辨别的差别阈限显著增大。该结果和之前的研究一致，表明成人辨别不同频率的能力随着年龄增加而降低。该研究同时用频率跟随反应测量频率的神经表征。线性回归分析结果表明，频率跟随反应随年龄的增大而降低，但该年龄效应是有频率依赖性的。在 1 000 Hz 左右的频率跟随反应的相位相干和振幅因增龄而下降，而在 500 Hz 的频率上年龄效应却不显著。

2. 言语理解的变化

言语理解产生困难的原因是老年人的听力损伤造成的。老年人有时抱怨说"我不明白你说的是什么，但是我能听见你在说话"。在复杂的听力环境中，老年人言语理解能力的下降表现更加显著。因为言语是一个复杂的系统，由多个时间变化的听觉线索组成。造成老年人言语理解出现困难的原因之一是其听觉时间加工能力的下降。随着年龄的增加，听觉时间加工能力会逐渐降低。尤其是当言语的时间信息被干扰，如有回声或者背景噪声时，老年人的言语理解会更加困难。

对听觉时间分辨力的研究通常采用停顿觉察范式，它用来评估人感知无声间隔的能力。老年人的停顿觉察阈限一般来说比年轻人高。有研究考察停顿觉察的年龄差异是否随着任务的复杂程度而变化和影响停顿觉察的因素。该研究设计了两种复杂性不同的任务停顿觉察阈限：一种是简单任务，即在不同试次，停顿位置固定在噪声的开始、中间和末尾的位置；一种是复杂任务，即在不同试次，停顿的位置在噪声的开始、中间和末尾随机呈现。结果发现，当停顿发生在起始和结尾位置时，老年被试者在复杂任务下的停顿觉察阈限比简单任务的更大；相反，年轻被试者无论在哪个停顿位置，他们的停顿觉察阈限在两种任务下都没有显著差异。年轻和年老被试者的认知负荷和信息加工速度可以很好地预测其在复杂任务条件下的成绩。这些结果表明，随着年龄越来越大，听觉时间加工能力也会逐渐下降。

老年人言语理解能力差，且呈下降的趋势，这既表现在他们对言语信息理解上的不到位，还表现在从噪声中识别信息的能力下降。以年轻人和有正常听力敏感性的老年人为被试者来研究年龄是否会影响双音抑制，同时研究抑制的个体差异是不是可以预测前掩蔽噪声下识别单词的分数。结果表明，年轻人的言语感知阈限明显低于老年人，而且发现年轻人抑制量和他们的言语获得阈限相关系数达到 -0.6 且相关性明显。对年轻被试者来说，抑制减少了噪声的掩蔽效应量，从而提高了信噪比。言语理解的一种重要能力是听觉抑制，尤其是在背景噪声下对识别言语起着重要作用。即使是听力损伤较小的老年人，听觉抑制能力也会表现出随年龄增长而呈明显下降的趋势。

（三）味觉、嗅觉和触觉的变化

与年龄相关的功能减退也表现在味觉、嗅觉和触觉等方面。虽然这几种感觉的下降不如视觉和听觉那么显著，但是味觉和嗅觉能力的衰弱会严重影响老年人的饮食，从而进一步影响老年人的健康。人类的舌面层分布着能够辨别咸、甜、苦、酸四种不同味觉感受的味蕾。老年人如果对食物无感觉，通常就要多放调料，这表明老年人咸味的绝对阈限升高了。绝对阈限是指刚刚引起某一味觉的浓度，而可以识别阈限则是指刚刚能辨认出某一味道的调味剂的最低浓度。随着年龄的增长，酸、甜、苦、咸四种味觉的阈限也会不断提高。有研究认为，随着年龄的增长，味蕾的密度减小，会使老年人味觉感受性降低。但是也有研究发现，随着年龄增长，味蕾的密度没有发生显著变化。有研究认为，正常老化过程中味觉的衰退并非味蕾数量的减少，而是味觉细胞膜的功能变化（离子通道的功能改变）。

许多研究表明，人们辨别各种气味的能力随年龄的增长而衰弱。在健康老年人群中出现的嗅觉下降有许多原因，如正常年老化、病毒损伤、长期嗅到有毒气体和头部创伤等。根据一些研究表明，随着年龄增长，上呼吸道、嗅觉上皮细胞、嗅球及其神经、海马和李仁核复合体等结构和生理上发生变化，包括细胞数量的减少和神经递质的降低，都可能造成嗅觉能力的下降。

年龄越大，触觉能力越低。有研究使用震动触觉敏感度来测量 8～87 岁被试者对皮肤表面震动的察觉能力。结果发现，触觉敏感度在高频波段的下降幅度大于在低频波段。触觉感受性下降的原因可能是因为随着年龄的增长，触觉器官（如帕西尼小体）的分布密度减小。

二、注意发展与大脑的年老化

注意是对许多认知过程有着重要影响的认知能力。其特征如下：①选择性，即人可以通过操控认知活动的优先次序来影响经验与行为。②容量有限性，即人在一定时间内执行操作的心理能力有限。

与许多其他认知功能一样，老年人的注意能力相对成年早期也出现明显的下降。老年人注意功能的衰退不仅会影响记忆、解决问题等相关的认知能力，还会对老年人的日常生活造成影响。例如，老年人言语理解的困难、在不熟悉环境中驾驶上的困难都与注意能力的下降有关。在实验研究领域，最受研究者关注的是分散性注意和选择性注意。

（一）注意年老化研究概述

1. 分散性注意

分散性注意是指同时加工多个刺激或同时执行多个任务的能力。一般来说，人必须同时完成两个任务时，在两个任务上的表现都会受到影响。比如，一边认真做作业一边听音乐，这时就会分心。对老年人来说，同时关注不同事情或同时完成两个任务，会比较困难，年轻人则好一些。测量分散性注意的常见范式包括双任务范式、任务转换范式。双任务范式测量分散性注意的思路是，个体在两种不同的条件下完成某任务，一种条件是单独完成某任务，另一种条件是个体在完成这个任务时还需要同时执行另一个任务，最后将两个条件下完成这个任务的成绩进行比较。任务转换时给被试者呈现一系列刺激，被试根据特定要求，针对刺激不同的属性进行不同的任务操作。

年轻人在分散性注意任务上的表现较好，老年人则差些。但是，分散性注意的年龄差异是由任务的复杂性导致的。假如使用简单分散性注意任务，或者对非分散性注意的年龄差异进行控制，老年人与年轻人的表现则一样。

2. 选择性注意

选择性注意指在不相关的信息中分辨出相关信息的能力，也就是集中注意的能力。在心理学实验研究中，常见的研究选择性注意年老化的实验任务包括Stroop任务和负启动任务。Stroop任务主要考察主动的颜色辨认和自动的颜色词命名的竞争过程。Stroop任务中，给被试者呈现用某种颜色墨水写的颜色词，要求被试者说出词的书写颜色（墨水），而忽视词的含义，如汉字"红"字用绿色的墨水书写，被试者需要报告"绿"。任务记录被试者的反应时，将颜色辨认的反应与中性条件下的反应进行对比。在Stroop任务上，老年人辨认颜色的反应时间较年轻人长。

另一个常见的选择性注意范式是视觉搜索任务。这个任务要求被试者判断若干个干扰刺激（分心物）中是否有目标刺激。在视觉搜索任务中，被试者成绩的测查指标为对目标刺激判断的正确率以及反映时长。研究者常常操纵的一个变量是分心物的数量。分心物数量对老年人的影响大于年轻人，表明视觉搜索存在明显的年龄差异。

3. 自上而下的加工与自下而上的加工

选择性注意涉及两个过程，即自上而下的加工过程和自下而上的加工过程。

在一个视觉输入图像中，假如目标刺激的各种特征（颜色、形状等）都与分心物不同，则这种目标被称为奇异项。在分心物中查找奇异项特别快，其反映时通常不受分析物数量的影响。在这种快速的搜索中，由于目标与分心物特征差异很大，目标会自动地"跳出"。这种由刺激自动捕获注意力的过程就是自下而上的加工。反之，如果目标与分心物比较类似，这时探测到的目标就更依赖自上而下的加工，这种加工需要依据个体对目标的了解进行主动搜索。这种情况下的反应时长随着分心物数量的增加而增长。需要注意的是，大多数视觉搜索任务需要自上而下和自下而上加工的结合，这两者是一个连续体的两端，并不互相排斥。

视觉搜索任务存在年龄差异的原因与上述两种加工过程都有关。老年人自上而下加工能力的下降，部分与视觉搜索的年龄差异有关，主要体现在以下两方面：①如果视觉搜索任务对自上而下加工要求较高，老年人的成绩会低于年轻人。②老年人视觉搜索任务的成绩下降与老年人自上而下加工能力的下降有关。

虽然老年人自上而下的加工能力有所下降，但在合适的条件下，老年人可能更依赖自上而下的加工，以补偿其视觉搜索能力的不足。有研究显示，在更加依赖自下而上加工的 Singleton 搜索任务中，如果提前给被试提供足够的关于目标特征的信息，老年人和年轻人成绩提高的程度则相同。提前了解目标特征影响了自上而下加工的两个方面：①被试对目标有意识的预期。②目标的重复启动效应。这样，有利于提高老年人视觉搜索的分数。与年轻人相比，老年人更加依赖自上而下的加工。

4. 注意年老化的认知神经科学研究

成像研究的结果显示，视觉搜索的加工过程受到一个遍布额叶和顶叶的神经网络调节。在完成需要注意控制的任务时，老年人的额叶和顶叶激活程度更高。功能性磁共振成像（fMRI）研究要求被试者在扫描时完成一个字母搜索任务，当任务的自上而下加工程度较高时，老年人的搜索成绩与额叶和顶叶的激活相关，年轻人的成绩则与枕叶的激活相关。使用听觉和视觉转换任务，年轻人和老年人的成绩都与外侧额叶和顶叶增强的活动相关，但老年人的激活增强程度更高。

（二）注意年老化的可塑性

对注意年老化的解释主要包含两方面：①加工速度理论，认为年老化的根本原因是老年人的加工速度变慢，从而影响了其他的认知加工。②执行功能衰退假说，认为老年人注意力的下降与其抑制控制、任务转换等执行功能的下降有关，而老年人执行功能的下降可能与前额叶功能的衰退有关。

三、老年人的执行功能研究

（一）执行功能年老化概述及实验范式

执行功能是大脑最高级的认知活动，负责控制和协调各种具体的认知加工过程，其一直是神经心理、认知心理学以及认知神经科学研究的一个热点。

执行功能并非单一结构的认知系统，即存在多种不同的执行功能，如记忆更新、注意转换以及抑制优势反应等成分。工作记忆在学习、阅读和问题解决等高级认知活动中发挥着重要的作用，它负责各种认知加工的执行和控制，同时负责对相关信息的暂时存储。记忆更新则根据任务的需要使工作记忆的内容不断更新，纳入有用的新信息，抛弃无用的旧信息。研究发现，工作记忆与记忆更新能力有着很大关联，且都存在年老化现象。对多个任务或认知操作之间相互转换的控制过程叫作注意转换，也可称为任务转换。在不同的任务之间进行快速、频繁的任务转换，是因为日常生活中需要同时或连续处理多种任务，因而注意转换能力也是影响老年人日常生活质量的重要因素。通常用任务转换范式来研究注意转换能力，其包括两类组块：单一组块（一直执行同一任务）和转换组块（交替执行多种任务）。转换组块比单一组块反应更慢、错误更多，这种成绩差异就是一般转换代价，反映的是对两种任务规则的保持和任务转换能力；转换组块中转换项目与非转换项目的成绩差异就是特殊转换代价，反映的只是在两个任务间转换的能力。一般来说，年龄差异不在特殊转换代价上，而在一般转换代价上，年轻人较低，老年人则高些，通过一定的训练，年龄差异可以慢慢消除。此外，在完成任务的过程中，排除干扰也是同样重要的注意控制能力。这里所讲的抑制是一种内源性的行为控制，主要强调对优势行为的积极且有意地抑制。研究发现，老年人的抑制能力有所衰退，如在干扰环境下很难将注意力集中在阅读上，或是由于难以抑制与当前任务无关的信息，在谈话中出现更多脱离目标的说明。

(二) 执行功能年老化的行为研究

研究老年人和年轻人主要有三种任务方式：强制刷新、注意焦点、任务转换。老年人和年轻人在注意焦点任务上并没有表现出显著差异，但是老年人在任务转换和强制刷新方面的表现显著低于年轻人，表现出了年老化现象。在一项研究中，58名60岁以上的健康老年人被分成两组，60~70岁为一组属于年轻老年组，70岁以上为一组，属于年老老年组。这两组每个人完成7项不同成分的任务，即反应启动和抑制任务，持续注意任务、任务切换和灵活性测试Stroop任务、抑制任务、注意分配和计划任务以及刷新任务。当对这些测试进行独立分析时发现，年老老年组在灵活性和抑制任务以及任务切换上的成绩低，年轻老年组则较高一些。当按照执行功能的成分进行分类时发现，两组之间在注意分配和计划以及总分上差别明显。这些结果表明，在两组老年人群中，年龄越大，执行功能的特异性越低，受年老化影响最大的因素可能是注意分配和计划、反应启动和抑制。另一项研究考察了加工速度和工作记忆刷新在调节流体智力的年龄差别中的作用。

用30名青年人和29名老年人的成绩做比较，结果发现，大多数年轻人在执行功能测试成绩上都较好，老年人则差些。从执行功能的成分上来看，老年人在抑制和刷新上表现出了更多的下降，而在注意焦点转换上则没有表现出下降。考察100名老年人在注意转换、刷新和抑制等10项测试上的成绩验证性因素分析发现，转换和刷新是认知年老化的两个主要因素，研究没有发现抑制因素效应。结构方程模型分析发现刷新是执行功能年老化最好的预测因素。考察老年人执行功能对记忆年老化的影响时，先给被试者呈现一列单词，然后让一组年轻人和一组老年人完成记得—知道—猜测的再认测试。此外，还让被试完成刷新、转换以及抑制等执行功能任务。结果表明，相较于年轻人来说，老年人的"记得"反应更少，两组在"知道"反应上没有差异。相关结果表明，"记得"反应依赖执行功能，而"知道"反应则不依赖。这些都表明执行失调特别是刷新能力下降在年龄相关的记忆下降中发挥着重要作用。

除此之外，一部分的研究者还对执行功能年老化与平衡能力之间的关系进行了深入探讨。在考察老年人的执行能力、所受教育水平与平衡能力的关系后发现，拥有较高的教育水平和良好平衡能力的老年人相应的执行能力会更好，它们之间呈正相关。在平衡能力上如果想要有更好的表现，在心理运动速度、视空间加工、执行功能上，老年人都要有非常好的表现。除此之外，当老人在执行功能上有特别好的表现时，在其他运动与认知能力当中也会有更好的表现。Hawkes等人通过研究平衡能力受损的老年人及健康老年人在注意力转换以及平衡能力的特点时发现，平衡能力受损的老年人在平衡能力表得分以及任务切换反应时等方面低于健康老年人。研究者还发现，平衡能力受损组老年人的步态速度越快，其在切换任务下的反应时长越短。另一项研究考察执行能力是对老年人跌倒的预测作用，研究中发现老年人跌倒的保护性因素是要拥有很好的执行功能。在13个月的追踪测试中，记录跌倒次数比较少的大多都是那些在执行功能基线测试中得到高分的老年人。除上述研究外，还做了一项执行功能对自我效能影响的干预实验，在实验中发现，对老年人的自我效能具有直接作用的是执行功能以及策略的使用；路径分析表明，想要通过自我效能促进老年人对干预的坚持，策略使用和执行功能是良好的方法。

（三）执行功能年老化的认知神经科学研究

近些年来，各国研究者也逐渐开始对执行年老化的神经基础和机制进行研究。青年人和老年人在任务切换时虽然有相同的大脑激活区域，但也有所不同。与刺激重复出现相比，在任务切换条件下，两组人都表现了更强的背外侧前额叶以及内侧额叶的激活。不一样的地方是，老年人无论是在刺激单独出现还是切换条件下，额叶都得到了相似的激活，而青年人只是在任务切换时表现出了内侧额叶和背外侧前额叶的激活。一项研究考察了13名青年人和13名老年人在执行Stroop任务时的大脑激活情况发现：青年人在行为成绩上优于老年人，两组人在干扰条件下的成绩均差于非干扰条件；两组人激活的脑区类似，但是老年人在额叶表现出了更多的激活。另一项研究考察了8名老年人和20名青年人在执行控制任务上的大脑激活特点。在行为成绩上，老年人的反应时长显著长于青年人，正确率上两组成绩相当。在大脑激活上，随着任务负荷增加，青年人和老年人在前扣带、后顶叶以及背外侧前额叶的激活也随之增强。老年人在背外侧前额叶和布罗德曼7区（后顶叶一部分）上的激活低于青年人，两组人在前扣带和布罗德曼40区（后顶叶一部分）上的激活相当。对 25 名老年人在完成数字表征替代测试时的大脑进行扫描发现，行为成绩的准确性与左侧额中回以及右侧顶后回皮质的激活强度呈现正相关。扫描 23 名青年人和 26 名老年人进行箭头侧抑制任务时的大脑激活情况，发现与年龄相关的执行功能脑区主要位于右侧额下回和额中回。考察 20 名青年人和 20 名老年人在完成执行控制时的大脑功能连接，发现额顶叶大脑激活的功能连接可能是执行控制能力下降潜在的根源。考察有氧锻炼、执行功能和前额叶皮质容量的关系，发现有氧锻炼有助于减缓额叶的萎缩，进而有助于老年人保持良好的执行功能成绩。

Turner 和 Spreng 通过激活相似性估计的荟萃分析方法，比较了青年人和老年人在执行控制加工（工作记忆和抑制）上的大脑激活特点。在对青年人和老年人进行直接对比时发现，在工作记忆任务中，老年人双侧背外侧前额叶、双侧辅助运动区以及左侧顶下小叶得到了激活。相对来说，在抑制控制任务中，这种年龄相关的变化主要发生在右侧额下回以及前辅助运动区。除此之外，分别对每组被测试者进行分析时，研究者发现在不同任务中青年人有大脑激活区域分化的情况发生，背侧前额叶与工作记忆任务有关，而与抑制相关的是右侧前脑岛和右侧额盖。这种分离的模式在老年人身上依然保留着。

（四）轻度认知障碍患者的执行功能研究

轻度认知障碍（MCD）患者的执行控制存在不同程度的缺损。通过画钟测验、连线测验及威斯康星卡片分类测试的研究，研究者证实了 MCI 表现出了不同程度的执行控制障碍。MCI 执行控制障碍包含反应抑制、反应切换以及认知灵活性等方面。在这几个方面中，研究相对更多的是反应切换障碍。例如，与正常的控制组相比较，MCI 患者在总体切换代价上表现出了障碍，而 AD 患者在总体及局部切换代价上表现出了较大的障碍。研究者通过任务切换实验对 MCI 患者的执行控制能力进行考察，MCI 患者需要根据线索提示对一个数字是奇数还是偶数或者对一个字母是元音还是辅音进行判断。结果表明，MCI 在工作记忆上不存在障碍，但是 MCI 患者却表现出更多的切换代价，这说明他们在定势转移（set-shifing）上是存在障碍的。除上述行为层面的研究外，研究者也开始对 MCI 执行控制障碍的神经机制问题进行关注，试图从神经机制层面来寻找 MCI 患者执行控制缺损的深层原因，探讨 MCI 的神经学标记。例如，采用 fMRI 技术考察了 MCI 和正常老年人在执行控制的注意控制方面的大脑激活特点，发现在两组行为成绩相差不大的情况下，正常老年人在后顶叶以及背外侧前额叶等脑区的激活程度要比 MCI 患者弱。这说明起着比较关键作用的可能是区域后顶叶和背外侧前额叶区域。当执行听觉和视觉双任务时，遗忘型轻度认知障碍（aMCI）患者在视觉任务上表现出的错误更多，与正常老年人相比，aMCI 患者左侧额下回激活减弱，这说明 aMCI 在注意控制的神经加工上存在异常。

四、思维

（一）问题解决

问题解决是思维的重要形式，也可以说是思维的目的。随着年龄增长，老年人问题解决能力的发展趋势、特点及其内在的神经机制一直是心理学研究的重要问题。目前，对老年人问题的解决多是指日常问题解决，这是老年人所面临的主要问题。在老年阶段，日常洗衣、做饭、吃药等与老年人生活密切相关，这些问题解决得好坏影响着老年人的生活质量。

日常问题解决能力是指个体解决日常生活中所遇到问题的能力。由于个体在不同的时间、地点所面对的日常问题总是千差万别，所以有研究将日常问题解决定义为在个体生活中普遍发生、可以产生多个解决方案并依靠一定的策略解决问题的过程。

关于日常问题解决能力的年龄发展趋势有两种不同的观点。第一种观点主要说明的是知识经验在日常问题解决中起到了很大的作用。以此推断，随着年龄逐渐增长，老年人的问题解决能力不仅没有下降，还能比年轻时有所提高。老年人和年轻人相比，在医疗、金钱和人际关系等方面的问题解决能力不分伯仲，说明经验是日常问题解决能力的保护因素。第二种观点认为日常问题解决能力是依赖归纳推理、陈述性记忆等基础认知要素，而这些基础认知随着年龄的增长而下降，因此日常问题解决能力也随之下降。日常认知和传统的推理、工作记忆的测量成绩高度正相关。

日常问题解决研究中成绩的评价标准及其所使用的问题等因素对研究结果有直接影响。在成绩的评价标准研究中，一部分研究者评估个体问题解决水平高低是通过使用解决方案的数量来确定。此类研究主要通过提出假设性的日常问题情境，要求被测试者尽最大努力提供解决问题的方案。研究者依据被测试者提供的方案数量来评价其能力水平。此类研究假设提供的问题解决方案越多,产生的好的解决方案就越多。可是,如果无效方案在所提供的方案中比重太大,那么方案的数量显然不能作为评估能力高低的一个有效标准。关于测试任务是否会影响老年人的问题解决能力,出现了两种截然不同的观点:①无论在人际问题还是工具性问题上,老年人的能力都有所下降。②老年人在人际问题上的解决水平与年轻人不分伯仲。所以,年龄在日常问题解决能力上的差异是否受到具体问题的影响还需要进一步研究。

(二)推理

推理是思维的一种重要形式,是从已经知道的或是假设的事实中引出的结论。推理有很多形式,如演绎推理、归纳推理、概率推理、类比推理和三段论推理等。推理不仅有很多种类,还有不同的测量方式,主要包括一些标准化的测验,如瑞文标准推理测验、韦克斯勒成人智力测验中的类比测验及一些专门设计的实验室任务。

老年人的推理能力与很多其他的认知功能一样,随着年龄的增加而不断下降。成人推理能力系列研究表明,随着年龄的不断增长,被测试者的成绩在四个推理任务上有相同的变化趋势,都是随年龄的增长而不断降低。年龄与推理成绩是线性的关系,当达到70岁的时候,被测试者的推理成绩比年轻人降低了一个标准差(基线);除此之外,在六个不同的推理测验上,被测试者的成绩也是随年龄的增长而慢慢降低。

随着年龄的增长,推理能力也在不断下降,这可能与工作记忆有关。大量研究发现,推理和工作记忆两者密不可分。工作记忆与一般流体智力/推理能力的相关系数高达0.41~1.00。工作记忆子成分能够解释推理中95%的变异。研究认知神经科学时发现,推理和工作记忆在涉及的脑区有重叠。

假如提高推理任务的工作记忆负载,那么老年人推理成绩的下降比年轻人更加明显。比如,在整合推理任务的过程中,如果增加前提的数量,年轻人和老年人的成绩都会有不同程度的下降,但年轻人比老年人受到影响的程度小。相关研究也为工作记忆在推理年老化中的重要作用提供了证据。假如在统计的过程中工作记忆得到控制,那么年龄差异在不同推理任务上的减少量可达到43%~88%。也有研究者认为,老年人推理能力下降的原因不只是工作记忆。比较年轻人和老年人的三段论推理,控制加工速度的年龄差异后,两组被试者在推理任务方面的显著差异消失,但如果进一步将词语流畅性纳入协变量,推理成绩的年龄差异又再次显著。这表明影响推理年老化的不仅仅是工作记忆,还有其他的认知过程。

(三) 想象

想象是一种重要的思维能力。心理想象指的是当刺激不在面前时感觉再生的一种过程。让20名青年人和19名老年人进行运动想象功能,老年人在运动想象上表现出的是一般化的下降。在运动想象上,青年人与老年人相比表现的稍好。通过面孔刺激对健康老年人和AD患者的心理旋转考察发现,随着面孔刺激旋转角度的不断加大,健康老年人的出错率也在上升,表现出了系统的深度旋转效应。在面孔刺激倒立时,健康老年人也表现出了类似的特点;在刺激正立并且设有任何深度旋转时,AD患者未表现出异常。然而,只要面孔刺激有任何旋转或者倒立,患者的正确率就会表现出严重的受损。这表明随着认知异常年老化的进展,老年人的心理旋转也会表现出更多的困难。Thogersen Ntoumani等人于2012年对499名老年人运动想象与运动行为、精神活力以及主观幸福感的关系进行了考察,发现运动想象不仅能积极预测老年人的运动行为和精神活力,还可以使老年人的运动得以增加,提高他们的主观幸福感。

第三节 老年人的记忆与智力

一、老年人的记忆

记忆是所有认知功能的基础,是个体和种族存在及适应环境的基础。人的记忆力随年龄的增加而慢慢降低,所以老年心理学研究中的一个重要课题就是记忆年老化。

(一) 多重记忆系统理论与记忆衰退理论

多重记忆系统理论是与单一记忆系统理论相对的记忆理论。多重记忆系统理论认为,记忆不是单一存在的,它是由许多不一样的记忆子系统组成。认知心理学家认为,记忆可以从不一样的视角,用多种理论模型来进行解释。其中,Akinson和Shiffrin的多重存储模型和Tulving的多重记忆系统模型影响较大。

基于多重记忆系统理论框架，下面结合记忆年老化，介绍各种记忆形式，最后介绍认知年老化领域中有关记忆衰退的理论。

1. 多重记忆系统与记忆年老化

根据多重记忆系统理论，记忆由多个不同的子系统组成。按记忆时间长短，可以分成感觉记忆、短时记忆和长时记忆三种。其中，长时记忆又可以按照记忆材料性质分成情节记忆、语义记忆和程序性记忆。下面简单介绍这些记忆形式的概念及其与年老化的关联。

（1）感觉记忆是外界客观刺激停止作用后在一个极短时间内保存下来的瞬间映像。记忆系统的初始阶段是感觉记忆，所有外面进来的信息一定要在大脑中进行短暂记录。在感觉记忆阶段，外界刺激信息按照其原有物理性质进行编码，因此具有鲜明的形象性。比如，图像记忆通过眼对视觉刺激信息进行登记，音像记忆通过耳对听觉刺激信息进行登记。虽然研究人员很少研究感觉记忆年老化，但近期有研究表示，感觉记忆会受年老化的影响。

（2）短时记忆。短时记忆中的信息包括来自感觉记忆的信息和加工新信息而从长时记忆中提取的特定信息。短时记忆能告诉我们当前正在做什么，并为进行的认知加工扮演暂时寄存器的角色，在心理活动中发挥重要的作用。原初记忆就是短时记忆中短暂储存的信息，而工作记忆就是对信息的加工。工作记忆需要在信息加工的同时把信息暂时保存起来，在一些文献中也将短时记忆称作工作记忆。在用数字广度检测年龄段不一的被测试者的原初记忆实验里，年龄差别不明显，但是年老化效应却存在于工作记忆中。现在认知心理学家普遍认可的工作记忆理论是由 Baddeley 和 Hitch 于 1974 年在短时记忆基础上提出的，认为工作记忆包括短时记忆的存储、复述和执行加工，因此短时记忆是工作记忆的根本属性。

研究人员研究了许多工作记忆年老化效应，重要研究成果主要涉及三方面：一是年老化如何影响工作记忆中信息的保存和加工；二是老年人工作记忆容易被干扰的问题；三是言语与非言语工作记忆不同的衰退模式。主要发现有：工作记忆的执行加工成分比工作记忆中的保持更容易受年老化的影响；记忆过程中的执行注意控制和抑制干扰能力受年老化影响，工作记忆减退。

（3）情节记忆是指记住在某些时间和地点经历的某些事情，包括记住它的内容和来源。内容记忆是指相关事件内容的记忆，来源记忆是指事件来源的记忆。来源记忆和内容记忆有很大的不同，来源记忆更加复杂。情节记忆一般过程是先向被测试者展现信息，被测试者记住，一段时间后检测被测者是否有记忆。情节记忆编码和提取过程中需要进行的加工操作越多，年龄差别越大。与年轻人相比，老年人的记忆表现会变差。所以，通过增减编码或提取难度的方法，系统地操纵变量，可以改变情节记忆的年龄差别。

（4）语义记忆具有抽象性和概括性，它是对事实、概念和抽象观念的一般性知识的记忆。在控制各年龄组的教育水平和其他人口统计变量后，通常观察不到显著的年龄差异。语义记忆近年来在轻度认知障碍研究中获得关注。一些敏感度较高的语义记忆测验可以将轻度认知障碍个体从正常老年人中区分开来，并预测其向老年失智转归方面可能起到重要的辅助作用，从而提高检出早期失智的敏感性和特异性。

（5）程序性记忆是对知道怎样做事情的记忆，包括技能、习惯和常规等，主要通过一系列的"刺激反应"配对的方式进行存储。程序记忆多数情况下没有意识，它能自动执行，不需要精细回忆。如果学会了骑车、打球、画画，完成这些任务的时候就不用投入太多的注意力。目前，认知心理领域大量研究的内隐记忆就属于程序性记忆。内隐记忆包括习惯性学习、动作记忆和情感记忆。内隐记忆研究中最重要的研究内容是启动效应研究。它是指先前经验对当前任务的促进作用。通常认为内隐记忆一般不存在显著的年龄效应，内隐记忆的保留可以对老年人行为和认知进行干预，也为改善老年人的其他认知功能提供了可能。

2.记忆衰退理论

对年老化引起的记忆衰退有不同的理论解释。其中，一种观点认为老年人"心理能量"或者加工资源的减少，限制了其编码和提取信息的能力，因此出现了记忆的衰退。加工资源可以通过信息处理速度或工作记忆容量来测量，而这两个指标通常都会随年龄的增加而缓慢下降，所以一般可借助加工速度或者工作记忆容量来对绝大部分的长时记忆与年龄有关的变异进行解释。另一种观点是抑制理论，认为老年人记忆衰退的原因是不能有效地过滤和选择信息，从而不能很好地编码和提取信息。还有解释认为年轻人主要通过真实的外部显示的记忆线索进行回忆，而老年人更多凭借的是熟悉的感觉。因此，与年轻人相比，老年人更容易回忆不准确。神经影像技术的进步使记忆年老化理论得到了检验和修正，如一些关于老年人记忆可塑性和代偿的理论逐渐形成，使越来越多的研究开始关注老年人记忆能力和神经系统功能的改善。所以，记忆年老化的理论也会随着神经影像研究的深入得到不断修正和发展。

（二）记忆的年老化

通常认为，随着年老化的增长，老年人学习并记忆新信息的功能会缓慢降低。实际上，早在青年时期这种记忆减退就已经开始发生，而且在一定范围内逆转不了。尽管大家公认的事实是记忆能力随着年老化而逐步下降，可是通过以前的研究证据发现，年老化对不同的记忆系统影响不同。比如，老年人有相对完好的感觉记忆、程序性记忆和语义记忆，可是情节记忆和工作记忆常会出现显著的衰退。即便在情节记忆系统的内部，老年人记忆成绩下降的程度也与具体任务的性质有关。记忆任务对年老化的敏感性存在差异。比如，在某些特定的记忆任务上（如束源记忆提取）的年龄效应比在某些其他种类的记忆任务（如项目记忆提取）上更大。所以，在记忆年老化领域一个颇受关注的问题是考察这种任务敏感性的影响因素或原因。

此外，某些记忆相关的问题需要通过神经影像等方法来验证。行为研究不能说明所观察到的记忆效果的年龄差异到底是由于不同的编码策略和心理努力造成的，还是由于不同提取过程造成的，或者兼而有之。而神经活动则可以在编码、存储和提取阶段分别测量，从而便于分别研究发生在记忆不同阶段的加工过程。所以，记忆年老化神经机制在记忆年老化领域也是一个热点问题。通过对记忆年老化神经机制的研究，一方面能够增进对大脑年老化过程的科学认识，另一方面能够帮助研究出减缓年老化进程的应对措施。

1. 编码与记忆年老化

对记忆编码过程进行单独研究有一定难度，原因有两方面：一是需要用特定形式的记忆测验来衡量信息的编码是否有效；二是记忆提取失败并不是编码不成功或记忆痕迹消失造成的，主要是因为待提取的信息无法用已实施的测验激活。

感觉信息的质量会对老年人记忆编码能力产生影响。编码信息的丰富性会随着老年人的视觉和听觉功能的退化而降低。通过年老化和噪声对记忆力影响的对比可以发现，对在安静环境中的老年人和在噪声环境中的年轻人来说，回忆单词的方法在短时记忆任务中没有本质上的区别。也就是说，通过噪声干扰年轻人编码可以模拟年老化对记忆编码的影响。重要的是，年老化对编码的影响甚至发生在单词识别之前。对于此类现象有两个可能的解释。一是如果老年人能够进行加工的资源不多，他们将会先用这些资源识别单词，这种解释又称为"努力假说"，即感知能力有缺陷的个体需要花费更多的努力用在感知和理解上，因此影响了记忆的形成。二是不论年轻人还是老年人，噪声环境会使知觉痕迹不足，从而影响后面较高层次的加工活动，最终导致记忆痕迹消失。

初期编码过程的深度和细致程度对记忆成绩的好坏有很大的影响。想要精细加工就要有充足的注意资源，可是老年人能够用的资源总体上就此年轻人少，所以他们在初期加工时深度和精细程度上都会表现不足，致使后续记忆的成绩比较低。既然加工资源的减少对年老化有影响，那通过让年轻人在进行记忆任务的同时进行另一个任务，来使年轻人分配到记忆加工过程中的加工资源减少，也许能够让年轻人呈现出与老年人相似的加工方式。依据这种判断，对年轻人和老年人在完全注意和分散注意时的线索回忆和自由回忆的成绩进行测量，结果发现完全注意条件下的老年人和分散注意条件下的年轻人在两种记忆测验中的正确率和反应没有显著差异。让年轻人、中年人、老年人在站立时或在无法预测的非周期振动轨道上行走时对16个不相关的单词进行记忆。由于在非周期振动轨道上行走时比站立时需要更多的注意力，因此三组人在这种情况下的单词回忆成绩均比站立时低，其中老年组下降程度最大，而且完全注意（站立的）的老年人与分散注意（行走的）的年轻人记忆成绩相当。这些结论都支持了年老化导致加工资源减少这一假设。

记忆编码过程中与年龄相关的差异依赖所使用的材料，也依赖年轻人和老年人对这些材料进行深入细致编码的程度。例如，不论对年轻人还是老年人来说，图片都比文字更容易记忆，并且在很多以图片为记忆材料的实验中，年龄差异也比较小。另外，由于年轻人更容易从缺乏明显语义特征的抽象刺激中构建意义，因此在记忆无实际意义的视空间情景中的年龄差异也比记忆文字材料时的年龄差异更大。

认知年老化的神经构造在青年时期就已经开始发生改变，具体表现在海马体容积的变少，前额叶皮质容积的降低，多巴胺受体的降低，白质纤维束的变细，它们的变化与年龄有关。采用词对联想记忆任务，发现只有年轻人的左侧前额叶区域会被激活，但老年人在顶下小叶区域显示比年轻人有更高的激活水平。这表明老年人对较浅的语音编码的依赖可能更多,而不是主要依赖左侧前额叶有关的语义编码。后续的研究也发现了老年人左侧前额叶激活水平更低。因此,与年龄相关的记忆能力的减退可能是由于前额叶对初始编码的贡献减少。有人据此提出,年老化与左右额叶区域功能反差的减小有关,并由此提出了老年人半球不对称性降低的概念。

2.存储与记忆年老化

信息被编码后需要依靠一个逐步重建和巩固的过程以最终形成稳定的记忆痕迹。这个过程叫作记忆存储。在记忆存储中,睡眠起到非常重要的作用,研究者通对过海马—新皮质交互模型对这一作用进行了阐述。一部分研究者表明,老年人的慢波睡眠快速降低可能会对记忆存储产生影响,现在的研究结果表明这一推论并没有得到完全支持。

3.提取与记忆年老化

老年人普遍反映对情节记忆的提取有困难,但大体上来看,提取阶段受年老化的影响比编码阶段小。行为研究表明,与年轻人相比,老年人在编码阶段更易受到干扰,而在提取阶段相对完好。采用事件相关电位(ERP)进行研究更证明了老年人和青年人的 ERP 效应在提取阶段没有差异,而老年人编码相关的 ERP 效应明显减小。

经典的半球编码/提取不对称模型认为,提取阶段对右半球的活动依赖很大,但大量关于提取阶段神经活动的年龄差异研究已经证明老年人和青年人的提取加工依赖不同的神经网络。研究表明,老年人在记忆提取时经常涉及双侧前额叶、双侧颞叶、双侧顶叶、双侧海马等活动区域,而青年人在记忆提取时仅对某脑区的单侧活动有所涉及。还有研究者对比了青年人和老年人在正反序记忆提取任务中的脑区激活和行为表现,发现青年人和老年人在正序记忆提取任务中没有差别,而在反序记忆提取任务中,老年人比青年人在双侧脑区表现出更多的激活,特别是有选择地对右侧额下回进行了激活。这说明右侧额下回在老年人的记忆提取中起到了更加重要的作用。依据老年人的记忆成绩,把他们分为高分组和低分组,低分组老年人前额叶活动比年轻人强,高分组老年人额叶活动最弱。综上所述,记忆能力随年龄变化的神经基础主要定位于前额叶和内侧颞叶。其中,个体年老化会使左侧前额叶在编码中的作用增强,使前额叶、内侧颞叶在编码中的活动减弱。此外,老年人在记忆提取的时候,参与活动的脑区明显比青年人多，这说明老年人记忆提取过程需要更多的脑区进行参与，从而弥补由年老化而带来的功能衰退。上述研究结果说明，老年人和青年人在记忆提取时采用了不同的神经网络。

4.老年人的记忆训练

生活经验我们，某些特定的生活方式对维持认知能力有很大的帮助，研究也表明老年人仍然具有神经可塑性，这使与年龄相关的记忆年老化有可能得到预防。以前考察、研究了许多训练方法，但这些方法的实用性、可推广性和训练效果的稳定性并不一致。

因为深入精细的编码能够使记忆得到增强，许多研究通过训练老年人使用一些编码策略来促进这一加工过程。一项元分析包含了49个试验，对各种编码策略（如记忆术、意象法、组织法）在老年人中的训练效果进行了验证。结果表明，在目标记忆任务中，经过记忆编码锻炼的老年人的成绩显著提升，但对非目标记忆任务，训练效应不明显。另外，语言能力、推理、加工速度、工作记忆、总体心理状态及年龄这些认知变量会影响老年人在记忆训练中的受益程度。通过对平均年龄在74岁的711位老年人进行记忆项目训练，老年人在每一次训练中都要学习和使用有效的编码方法（如组织法、形象法和关联法）进行回忆单词和文本材料。经过训练前后的评估以及之后1、2、3、5年的跟踪，我们发现训练之后，老年人提高的记忆能力能够保持2年，但这种训练效应没有延伸到未训练的认知领域。

由于情节记忆依赖执行功能，因此也有研究者尝试通过训练一些特殊的加工过程来提高老年人的记忆能力。这样的研究多数针对的是编码过程，但也有研究者对提取过程进行了训练，如训练老年人学习一些项目，然后进行再认，即判断出学习过的项目，而拒绝没有学习过的项目。再认时，没有学习过的项目会出现两次。这两次呈现都应该被拒绝，但是其第二次出现通常由于看起来很熟悉而很难被拒绝。由于完成这项任务需要较多基于回忆的控制性提取加工，因此研究者期望训练所带来的进步可以转移到未经训练的任务中。老年人确实在情节记忆任务（来源监控）中有提高，并且在加工速度和工作记忆上也有提高。

无论是使用训练方法（让被测试者遵循自己的想法进行编码和提取），还是使用编码方法，都对训练效果起到了促进作用，并且提高程度与年龄大小、教育水平和语言能力有正比例的关系。

记忆训练的积极作用说明老年人仍然拥有神经可塑性。短时的记忆训练，特别是那些指导老年人学习使用深入精细编码策略的训练，可能使老年人的记忆提高到与年轻人相当的水平。但目前仍需要更多的研究来验证记忆训练的有效性，并且评估这种效应的普遍性和持久性。

二、老年人的智力

（一）智力

1.传统的智力概念

智力的实质是多年以来众多的教育工作者和心理学家都很关心的问题。冯特、高尔顿、卡特尔和比奈等许多19世纪末期的心理学家发现个体间的智力差别很大，并想要通过实验或测量手段来对个体智力进行评估。比奈和西蒙于1905年一起开发出第一个智力量表，用于鉴别学习学校课程时需要特殊照顾的孩子。由此开始了关于智力实质及其表现形式的探索。在这当中斯皮尔曼的智力二因素理论是影响力最为深远的智力理论。

依据人们智力作业成绩完成的相关程度，英国心理学家和统计学家斯皮尔曼提出智力构成的因素有两种。一种因素简称叫作G因素，是指拥有一般能力或一般因素。它是人的基本心理潜能，是决定一个人能力高低的主要因素，正是基于这样的因素，人在完成不同的智力作业时，成绩才会出现某种正相关。例如，一个学生如果数学不错的话，那么他的物理成绩应该也很好。另一种因素称为S因素，它是指完成某些特定的作业或活动因素的保证。也正因为这种因素的作用，人们不同作业之间的成绩才能不完全相关，个体之间表现出的差别才会较大。

在斯皮尔曼看来，人完成任何一种作业的过程都是由G和S两种因素共同决定的。例如，一个人完成推理测验可能是由智力的G + S来实现的，而完成言语测验是由G + S来实现的。一般因素是一切智力活动的共同基础，在所有智力活动中都有所体现。虽然人人都有这种智力，可是每个人所拥有的这种智力的水平是不一样的，特殊因素是个人完成各种特殊活动所必须具备的智力。一个人具有完成这种活动的特殊因素，不一定具备完成其他活动的特殊因素。也正是因为存在S因素，每个人才能有不同的智力表现，擅长的领域和内容才能各不相同。但是，无论个人有几种 S 因素，也不管 S 因素之间是彼此互相独立，还是彼此有些重叠，它们必定都包含一部分的 G 因素。斯皮尔曼还认为，G 因素是智力结构的基础和关键，代表一般的心理能力。各种经典智力测验的目的就是通过广泛的取样来求得 G 因素，使个体的成绩能够和常模进行比较。

斯皮尔曼的理论简单明确，为智力测验的编制提供了理论依据。后来的智力测验大多是在这个理论的基础上建立起来的，包括传统的智力测验，如韦氏智力量表、斯坦福－比奈智力量表等。

2. 卡特尔的智力学说

传统的智力理论在以斯皮尔曼倡导的测量理论指导下得到了充分的重视和发展，但人们渐渐发现据此编制出的智力测验并不适合老年人。按照传统智力的概念及测量方法，人到了中年以后，智力测验的得分会越来越低。然而，这种单调下降的智力理论随着研究的深入而受到质疑，并且有违日常生活经验。日常生活经验表明，虽然老年人在某些方面的表现（如信息加工速度）有所下降，但在一些其他方面（如对事物的了解程度和处理工作的熟练性）都明显好于青年人。由此，一些心理学家提出，智力是由不同成分构成的。各种成分的发展变化轨迹互不相同，并不都表现出随增龄下降的趋势。

美国心理学家卡特尔依据智力发展与生理和文化教育的关联，把智力划分成液态和晶态两种。液态智力以神经生理为主要依据，随神经系统的成熟而提高，如知觉速度、机械记忆、空间能力等，它依赖先天禀赋，不受教育和文化的影响；晶态智力则是一个人通过其液态智力所学到的并得到完善的能力，是通过学习语言和其他经验而发展起来的，是以记忆储存信息为基础的能力。晶态智力不是与生俱来的，而是后天形成的，以液态智力为基础。成年后，代表着晶态智力的这些能力非但不随增龄而减退，反而会保持稳定或有所提高，而液态智力所代表的能力随增龄而减退较快，在成年早期会表现出下降的趋势，60～70 岁下降尤其明显。所以，不能说年龄越大，智力越低下，应区分不同的智力形式。此外，液态智力要想保持，可通过参加各种认知训练或在饮食、运动方面进行调节。

（二）老年人的日常认知功能

传统智力概念具有局限性，只关注在学校中的表现，虽然可以预测测验的分数，但对在工作、现实生活中的能力仍然不能预测；它只关注发生在个体内部的基本认知加工过程或成分，没有考虑到社会情境、文化背景等外部因素对智力的影响，是一种静态的，缺乏情感因素的纯智力观。正是出于对传统智力观和传统智力测验的批判性反思，智力领域出现了一种新的趋向，那就是拓宽智力内涵，增加智力的实践性和情境性，从纯智力研究转到文化生态智力研究。

20世纪80年代中期，斯腾伯格与其合作者提出了实践智力的概念，它其实就是一种与书本智慧或学业智力相对的智力形式。与传统智力概念相比，它添加了与情境的互动性和可习得性。实践智力不同于G因素，它是未来成功的一个良好预测源，比传统智力测验效果更好。

由斯腾伯格等人提倡的实践智力在智力研究领域引起了很大的变革，也使很多的研究者开始重点研究实践智力。对于老年人来说，实践智力或日常认知能力对身心健康很重要，这些能力与他们的生活独立性、自尊和生活满意度有关。老年心理学领域对老年人的实践能力进行了研究，由于研究的侧重点不同，所以称谓也不同。日常认知是由多种能力整合在一起的，从日常认知测验中也可以反映出这一点。

Willis和Schaie综合各研究后指出，在这些不同的定义和称谓背后有三点是各研究者一致认可的：一是日常问题解决需要使用认知能力和技巧；二是这些问题都是在自然情境下发生的，情境的多变性为问题解决增加了难度；三是这些问题比较复杂，解决过程中受很多因素影响。总之，日常问题解决是老年人解决生活中实际问题的能力，它反映的不仅是老年人能够照顾自己、独立生活的能力，也涉及一些高级认知活动的完成。

Willis于1996年又在此基础上提出了一个综合的日常问题解决理论模型。这个模型中包括个人因素、社会因素以及与问题解决相关的因素等。个人因素包括健康状况、认知水平、个性等；社会因素主要是指所处的历史文化背景；与问题解决相关的因素包括任务属性、与问题表征有关的个人因素和待解决问题所需的资源。他还指出问题能否成功解决会影响老年人的心理健康和身体状况。研究表明，那些日常问题解决能力差的老年人的自尊和生活满意度都较低，他们有更高比例的对健康护理机构的依赖，更可能会患病和住进养老机构。这个模型表明，日常认知是个人的认知能力和其他因素交互作用的结果，日常认知与老年人的生活密切相关，对老年人的身心健康有着重大的影响。

智力概念的探索，由初始的个体差异的发现，进而用于编制多种类型的测验以预测学业成绩、职业成就等，推动人们对智力的本质有了更深一步的认识。而智力的不同表现形式和不同的水平使每个个体有别于其他人，表现出多样性和特异性。对这种特异性的认识，一方面会推动智力评估中对老年人智力发展水平的测量，另一方面使人们认识到老年人在智力方面具有很大的可塑性和发展空间，为智力训练或以提高智力为目标的训练研究提供了可能。

第二章 老年认知功能障碍概述

第一节 老年认知功能障碍的定义及临床表现

一、认知障碍与老年认知障碍

心理活动的一部分是认知,而心理活动是脑的功能,因此相关脑功能障碍的外在表现被叫作认知功能障碍。认知障碍,是一类慢性、进行性精神衰退疾病,其病性隐蔽、进展缓慢。简单地说,就是各种原因导致的认知功能受损。最早往往是以逐渐加重的健忘开始,然后逐渐表现出记忆、智能、言语能力的减退,不能回忆起自己的生活、工作经历。以定向力障碍,分析和判断能力的减退,计算能力降低,情感及步态出现异常等作为具体呈现。严重者精神改变,丢失伦理道德,不知道饥饱,大小便失禁,完全失去工作、学习和自理能力丧失,失去自控力。认知功能主要是指保持意识清醒状态下,人们的各种精神活动所展现出的能力,具体包括感觉、知觉、记忆、语言、判断、推理和数学计算。认知功能障碍有以下几方面。① 定向障碍,包括时间、人物、地点的定向障碍。② 记忆障碍(以认知障碍为基础,与增龄化相关记忆障碍有关),包括个人经历、背景的记忆障碍。③ 智能障碍,包括判断力、想象力、创新能力、逻辑能力、解决和分析问题等综合能力的障碍。④ 视空间功能障碍。⑤ 语言功能障碍,包括找词困难,阅读、书写和理解困难。⑥ 常伴有感觉和行为异常、人格改变和情感障碍。严重的认知功能障碍或智能障碍最后将导致病人日常生活能力、社会交往和工作能力出现不同程度的减退甚至丧失（严重痴呆）。

老年认知障碍是指出现在老年时期的认知障碍，多指发生在65岁以上的老年人的认知功能损害。老年认知功能障碍一般分为三种。第一种是增龄化相关记忆障碍（AAMI），即随年龄增长出现的记忆减退，一般属良性，界定标准为记忆商＜100分，而简易精神状态检查量表（MMSE）检查正常（28分～30分），发病率可达一般老年人群的20%～30%。第二种是轻度认知功能损害，记忆商＜100分，MMSE评分在24分～27分之间。这部分患者中，每年约有5%～10%的病人会转化为老年痴呆，因而可视之为痴呆前期状态。本病患病率可达10%～30%。第三种是老年期及老年前期严重的认知功能障碍，即老年痴呆。根据发病原因不同，老年痴呆可进一步分为老年性痴呆与血管性痴呆，总患病率占老年人群的3%～7%。老年性痴呆患病率2%～5%，高年龄者可达10%～20%。血管性痴呆患病率为1%～2%。当然，患者也可能既有老年性痴呆又有血管性痴呆，这种痴呆称为"混合性痴呆"。虽然老年人中约有三分之一认知功能相对正常，但对这类人群也应重视随访，进行认知障碍的防治。此外，还有脑外伤所致认知障碍、糖尿病所致认知障碍、精神疾病所致认知障碍等多因素所致的认知障碍。

二、老年认知功能障碍的一般分类及临床表现

（一）感知觉障碍

1. 感觉障碍

感觉过敏、感觉减退、内感性不适是感觉障碍的几大特征。

2. 知觉障碍

知觉障碍主要包括错觉和幻觉。

（1）错觉指对客观事实的歪曲的知觉，生理和病理情况下都可能产生错觉。

（2）幻觉是虚幻的知觉，指没有外界相应的客观刺激作用于感觉器官时所出现的知觉体验。幻觉是临床最常见的精神病性症状，常与妄想合并存在。

A. 根据所涉及的感觉器官，幻觉可以分为幻听、幻视、幻嗅、幻味，属于内脏性幻觉。

B. 按幻觉体验的来源，幻觉可分为真性幻觉和假性幻觉。

C.按幻觉产生的特殊条件，幻觉可分为功能性幻觉、思维鸣响、心因性幻觉和入睡前幻觉。

3.感知综合障碍

感知综合障碍指患者对客观事物的本质属性或整体能正确感知，但对某些个体（如形状、大小、颜色、空间、距离位置等）产生错误的感知，多见于癫痫。

（二）思维障碍

1.思维形式障碍

思维形式障碍包括思维联想障碍和思维逻辑障碍两大部分。

2.思维内容障碍

（1）超价观念是在意识中占主导地位的错误观念，其发生常常有一定的事实基础，但患者的这种观念是片面的，与实际情况有出入，而且带有强烈的感情色彩，会影响到患者的行为。

（2）妄想是一种病理的歪曲信念，是病态的推理和判断，是精神病患者最常见的症状之一。其特征有：① 妄想内容均涉及患者本人，与个人利害有关；② 患者认为幻想内容是真实的，但实际上与事实不符；③ 由于经历和背景不同，所以妄想内容也不同，但具有浓厚的时代色彩；④ 妄想具有个人独特性。

（3）强迫障碍又称强迫思维，是指一个想法反复出现在患者的脑海中，自己知道想法不对，且不符事实，想努力忘记，但又摆脱不了，患者也不知道怎么办。

（三）记忆障碍

记忆是将获得的信息储存和读出的神经过程。从信息加工的角度来看，根据从有记忆到记忆淡忘的时间长短（开始记忆与回忆之间的时间间隔），可将记忆分为：瞬时或感觉记忆、短时或工作记忆、长时记忆。瞬时记忆保持信息的时间仅几秒钟；短时记忆可以保持信息1分钟时间；长时记忆可以保持信息超过1分钟。临床上判断患者的记忆功能状况，采用近期或近事记忆和远期记忆的分类方法。近期记忆属长时记忆，保留信息的时间可以在数小时、数天、数月以内。远期记忆保留信息的时间则以年计，包括幼年时期发生的事件。

记忆神经元定位分布于脑的许多区域。记忆障碍与颞叶内侧海马及周围结构以及丘脑核损伤相关。长时记忆受海马及周围结构影响。短时记忆与大脑皮层前额叶损伤相关。皮质-皮质间神经回路受损（尤其左侧）可抑制瞬时记忆。关于记忆的大脑半球优势化问题，多数人认为左颞叶与语言记忆有关，而非语言记忆受右侧半球影响。此外，中枢的胆碱能系统通过复杂的机制参与学习和记忆，皮质和海马的胆碱能水平下降同学习与记忆功能下降相关。

（四）自知障碍

自知力又称作内省力或领悟力，是指患者对自己精神疾病的认识和判断能力。

（五）智能障碍

1. 痴呆

痴呆是一种智能明显受损的综合征，是意识清楚情况下后天获得的记忆。

2. 精神发育迟缓

精神发育迟缓也称智力低下者，是指先天或围生期或在生长发育成熟以前（18岁之前），由于中毒、头部外伤、感染、遗传、内分泌异常或缺氧等，致使大脑发育不良或受阻，智力发育一直停留在某一阶段，不能随着年龄增长而增长，其智能明显低于正常同龄人。

（六）注意障碍

注意是抑制无关刺激时选择和指向一个特定刺激的能力。许多脑卒中偏瘫患者不能在康复治疗过程中保持注意状态。存在注意障碍的患者在加工和吸收新信息或技术时将面临困难。觉醒水平低下被认为是脑卒中患者注意障碍的一个原因。

第二节 老年认知功能障碍的流行病学特征

一、城市老年人轻度认知障碍的流行病学特征

人口老龄化问题是我国乃至全世界在21世纪面对的一项挑战。资料显示，我国60岁以上人口已经占全国人口的10%，预计到2030年，全国60岁以上老年人口将达到4亿，随着人口的老龄化，我国的老年痴呆患者愈来愈多，截至2008年，已达到600万~700万人，约占全世界老年痴呆患者总和的25%。

经过对痴呆的深入研究，研究人员发现在从正常发展成痴呆之前，存在一个认知功能障碍的过渡称之为轻度认知功能障碍。患有认知功能障碍的患者转成痴呆的概率很大，但只有少数的正常老年人会痴呆。有研究表明，MCI患者中约44%在3年后转化为AD，平均年转化率为15%。一项对MCI老人进行9.5年随访的研究发现，在随访的第5年有60.5%进展为AD，而第9.5年时已全部进展为AD。因此，有研究者认为只要有大量的时间，大多数甚至所有MCI患者病情将更加严重并进展为痴呆。

近几年，一些研究发现在轻度认知功能障碍阶段通过有效的干预措施，可以减缓痴呆的形成。因此，认识和研究MCI将有助于识别痴呆高危个体并对探索有效的干预途径有重要的意义。

研究表明，通过采用现况调查方法对MCI人群发生率及人群分布特征进行研究，有助于认识MCI人群发生痴呆的高风险性，从而为有效防治痴呆提供科学依据。

近年来，世界各地广泛开展了MCI患病率的流行病学调查，可是由于诊断标准样本、样本的年龄构成及样本的来源等差异，不同国家和地区的调查结果差别较大。西方国家MCI的患病率从5.2%到23.4%不等。在亚洲，也有一些国家开展了轻度认知障碍的患病率研究，日本报道MCI的患病率为6.1%，印度报道的MCI患病率为14.89%。

国内也开展了大量的MCI现状调查，其中诊断标准明确的有16个。采用的调查标准主要有3种：5项Petersen等的诊断标准、9项DSM-IV诊断标准、2项Frisoni的诊断标准。由此可以看出，采用Frisoni标准的研究MCI患病率（5.4%～14.61%）普遍要高于采用Petersen等的诊断标准的MCI患病率（2.4%～8.9%）。可能是由于Frisoni标准包含了所有的MCI亚型，即广义的MCI概念，而Petersen标准主要针对以记忆损害为主的狭义MCI概念，即遗忘型MCI。Forsell等报道MCI诊断符合Frisoni标准时，社区人群的MCI检出率为20%，而只有不到3%的MCI患者符合Petersen标准，按Petersen标准时，社区人群的MCI检出率远远低于Frisoni标准的研究结果。还有研究表明，当去掉Petersen标准中的"总体认知功能正常"或"主、客观记忆力减退"条件后，MCI检出率都显著增加。

二、农村老年人轻度认知功能障碍流行病学特征

我国老年人口数量多,增长较快,是老年痴呆症的高危国家之一。据调查,老年痴呆的发病率如下:超过65岁是5%,超过70岁是10%,超过80岁是30%,超过85岁高达40%。根据预测,截至2025年,我国超过60岁的人将达到2.5亿,老年痴呆患者将有1009万。

MCI是一种功能缺损状态,它介于正常衰老与痴呆之间,但日常生活能力下降不显著。最近,许多研究认为MCI是老年痴呆的早期表现,在2.6年内转变痴呆的比率为23%~47%,而正常老年人,每年仅有1%~2%发展为痴呆。

早期识别和发觉轻度认知功能障碍,并进行适当的干预,对识别老年痴呆高危人群、延缓老年痴呆的发生有着重要的作用。

据调查研究显示,农村老年人认知功能MoCA量表评分普通偏低的主要原因:一是文化程度低,其中文化程度为小学或文盲的占调查总人数的绝大部分;二是MoCA量表是国外调查用表,很多地方不同于国内,调查对象对有的问题不理解,在抽象思维、图形识别等方面很难回答,导致特异度降低。目前,国内针对老年轻度认知功能障碍的常模还处在探索阶段。

还有研究表示,MCI患病率在不同年龄组、性别、收入情况、居住情况及文化程度等方面存在显著差异,而独居、女性、高龄、低收入、低文化程度均与MCI的高发相关。

调查中发现,男性的患病率比女性低。这可能与中国社会分工有关,因为女性不经常和外界接触,主要从事家务劳动,文化程度也低于男性。

年龄越大,MCI的患病率就会越高。数据表明,75岁以上老人MCI患病危险是75岁以下的2.881倍,这提示我们要重点关注75岁以下的老年人,做好预防措施。

低收入、低文化是患MCI高危的因素,MCI在低收入人群和低文化人群中患病率较高,其中文盲MCI患病危险是非文盲的4.707倍。这提示我们加大对低收入、低文化老年人MCI的早期干预力度,鼓励他们要多用脑、勤于动手、加强运动。

第三节　老年认知功能障碍的危险因素

危险因素通常和疾病的病因或结局相关，可能参与到疾病的某个致病途径，但其灵敏度和特异度常常不足以成为疾病的诊断标记物。在此，将针对AD从可干预的危险因素和不可干预的危险因素两个方面展开回顾分析。

一、不可干预的危险因素

（一）年龄与性别

年龄是AD最大的危险因素，大多数AD患者都是在65岁以后患病。世界范围内不同国家的流行病学研究都证实AD的发病率和患病率随着年龄增长而升高。相关研究的结果显示，在60岁以后，AD的发病率每10年会增高一倍。来自鹿特丹研究的数据也显示，在2000年，痴呆的发病率在60~69岁人群中为1/1 000，在70~79岁人群中为6.4/1 000，而在80~89岁人群中为26/1 000，造成这种差别的一个可能原因是女性的寿命比男性更长，而在高龄人群中痴呆的发病率更高。

（二）遗传因素

除了年龄外，AD最明确的危险因素就是遗传因素，这包括风险基因和AD的致病基因。14号染色体上的早老素-1基因（presenilin1，PS1）、21号染色体的淀粉样蛋白前体蛋白基因（amyloid precursor protein，APP）和1号染色体的早老素-2基因（presenilin2，PS2），是目前已知的致病基因。携带有APP或者PSEN1基因突变的人群一定会发展为AD，而携带有PS2基因突变的人群，发展为AD的概率为95%。携带有AD致病基因突变的AD患者占AD总患者数的不到1%，这部分患者通常在65岁之前就会患病。

对于AD的风险基因，研究最为深入也最被广泛认可的是载脂蛋白E基因。人的APOE基因存在于第19号染色体长臂13区2带（19q13.2）上，分为$\varepsilon 2$、$\varepsilon 3$和$\varepsilon 4$三种不同的等位基因，其在人群中的携带率分别为10%~20%、60%和20%~30%。研究表明，APOE $\varepsilon 4$等位基因参与调节β-淀粉样蛋白（β-amyloid，Aβ）的生成，并且影响星形胶质细胞和神经元对

Aβ 的清除，从而影响 Aβ 的形成和沉积。同时，APOE ε4 基因不能有效地维持 tau 蛋白与微管蛋白连接的稳定性以及不能抑制 tau 蛋白的自身聚集，进而导致了双螺旋纤维的形成。不同 APOE 等位基因对 AD 发病风险的影响互不相同，其中 APOE ε4 等位基因携带者中 AD 的患病风险增加，平均发病年龄降低。研究显示携带一个 APOE ε4 等位基因的人群，其罹患 AD 的风险约是正常人的 3.2 倍，而携带有两个 APOE ε4 等位基因的人群，其罹患 AD 的风险约是正常人的 8 ~ 12 倍。罹患 AD 的终生风险会从无 ε4 等位基因携带者的 9% 上升到单个 ε4 等位基因携带者的 29%。另外，携带 ε4 等位基因者与未携带者相比，其从轻度认知障碍（Mild Cognitive Impairment，MCI）向 AD 的转化速度也明显加快。

除了 APOE 基因外，另一个广泛研究的 AD 风险基因是分拣蛋白相关受体基因。此外，基因组关联分析研究还发现了其他多个与 AD 发病相关的风险基因，包括 CLU、PICALM、CR1 和 BIN1 等，这些等位基因的汇总优势比（OR）通常在 1.1 ~ 1.5 之间。

（三）家族史

并非所有的 AD 患者都有家族史，但如果一个个体的一级亲属（包括父母、兄弟姐妹）中有人罹患 AD，其最终发展为 AD 的风险会增加 10% ~ 30%。如果一个家庭中有 2 名或 2 名以上的同胞（兄弟姐妹）罹患 AD，其家庭成员发展为 AD 的风险是普通人群的 3 倍。AD 的这种家族聚集性可能是环境因素与遗传因素共同作用。遗传因素包括 APOE 等风险基因，但遗传因素并不能解释 AD 家族聚集性的全部，家庭成员共同的生活环境或生活方式也在其中发挥着重要作用。双胞胎研究为神经退行性疾病遗传和非遗传因素的研究提供了绝佳的样本。来自瑞典双胞胎研究的结果显示，环境因素对 AD 发病的贡献并不低于遗传因素的作用。

二、可干预的危险因素

（一）心脑血管疾病

不同类型的脑血管病，包括脑出血、脑梗死、脑小血管病等，均会增加 AD 的患病风险。多个研究也证实了不同的脑血管病的影像学或者病理标记物与 AD 发病风险的增高相关，这包括 Willis 环动脉粥样硬化白质病变和皮层梗死等。另一方面，脑血管病和 AD 也常常同时存在。在 AD 患者的系列尸检研究中，34%～50% 的病理证实的 AD 患者脑内均有血管性病理改变。大约三分之一诊断为血管性痴呆的患者脑组织中都有 AD 样病理改变，合并脑血管病的 AD 患者的认知功能表现也通常更差。脑血管病导致 AD 发病的机制仍然不清，可能的潜在机制包括脑血管病会导致丘脑等关键部位受损、脑血管病会促进 Aβ 在脑内的异常沉积、脑血管病会诱发炎症反应并破坏突触可塑性从而影响到记忆和认知功能。

心血管病也与 AD 和痴呆发病风险的增高相关。一方面，心血管疾病常常伴随许多血管性危险因素，如高血压、血脂增高等，这些都是 AD 发病的危险因素。另一方面，心血管疾病本身也是 AD 发病的危险因素。研究显示，25% 的心衰患者都伴有认知功能减退，轻中度心衰的患者认知损害多局限于记忆和信息处理等方面。其潜在的机制包括脑血流量的减少以及全身和脑的代谢障碍等。

（二）血压

多个横断面和纵向研究均证实中年期的高血压会增加 AD 的发病风险。研究发现，中年期未经治疗的舒张期或收缩期高血压与 25 年后的痴呆发病相关，也跟老年斑、脑萎缩及神经元纤维缠结的形成有关。中年期高血压会使 AD 发病风险增高的可能机制包括动脉硬化和血脑屏障的破坏。在一项纳入 83～96 岁认知功能正常的老年人的队列研究中，动脉硬化与 Aβ 斑块的沉积直接相关。而高血压患者血脑屏障的破坏会导致血管内蛋白溢出，进而造成神经元损伤、凋亡和 Aβ 异常沉积，最终导致认知功能下降。另一方面，随着年龄增长，血压增高对 AD 发病风险的作用逐渐减少，甚至发生反转，老年期低血压成为 AD 发病的危险因素。一项针对 75 岁以上老年人进行的为期 6～9 年的随访研究显示，低血压不仅能促进 AD 的发生，而且会加重 AD 的临床症状。

除了观察性研究外，随机对照临床试验也表明降压治疗对认知功能的作用。其中，Syst-Eur 研究、PROGRESS 研究和 HOPE 研究中均观察到了降压治疗对痴呆发病风险的降低和认知功能的改善作用，而另外几项 RCTs 研究，包括 MRC 研究、SHEP、SCOPE 和 HYVET-COG 研究，未能观察到降压治疗对认知功能的改善作用。然而这些研究都只观察了降压治疗的短期预后，更长时间的观察可以帮助我们进一步明确中年期的降压治疗对晚年 AD 发病风险的影响。

(三)血脂

尽管多个研究老年期血脂水平与 AD 发病风险的横断面研究或观察性研究的结果缺乏一致性,针对中年期血脂水平与 AD 发病风险相关的流行病学研究支持总胆固醇或低密度胆固醇(LDL-C)的增高会增加 AD 的发病风险。一项纵向队列研究显示,中年期(平均年龄 50 岁)外周血总胆固醇水平增高会将 AD 的发病风险增高三倍,这与 APOE 基因型、教育水平、吸烟、饮酒等无关。其他几项流行病学研究也得到了相似的结论。而针对老年期血脂水平与 AD 发病风险关系的研究,其结果却缺乏一致性,这些研究的结果显示老年期外周血胆固醇水平增高可能增加或者降低 AD 发病风险,也可能没有相关性。

中年期血脂增高导致 AD 发病风险增高的机制仍不明确。除非患者同时伴发有脑血管病,否则在正常情况下血液中的胆固醇并不能通过血脑屏障,脑内的胆固醇主要由星形细胞和神经细胞合成并以 HDL-C 的形式提供给细胞使用,脑内的 LDC-C 含量很低。遗传学研究的结果为这种相关性提供了一定的支持。正如上文提到的,AD 的几个主要风险基因包括 APOE、CLU、SORL1 和 ABC47 均参与了胆固醇的代谢或者转运。也有研究显示脑内的胆固醇会增加脑内 Aβ 的合成和沉积,或者促进脑血管病发生。

(四)2 型糖尿病

流行病学研究表明 2 型糖尿病导致 AD 的发病风险增加将近一倍,同样这种相关性多来自中年期血糖水平,老年期血糖水平与 AD 发病风险的相关性仍不明确。一项纳入十项纵向研究的荟萃分析显示,2 型糖尿病会将 AD 的发病风险增加 54%。然而来自神经病理研究的结果仍不一致。一些研究显示与正常对照相比较,2 型糖尿病会增加患者脑内的老年斑和神经元纤维缠结,另外一些研究却没有观察到这种现象,甚至得到了相反的结论。

2 型糖尿病使 AD 发病风险增加的机制同样尚不清楚,高胰岛素血症、脑内的胰岛素抵抗、胰岛素与 Aβ 代谢的关系是研究的热点。胰岛素降解(insulin-degrading enzyme,IDE)同时参与胰岛素和 Aβ 的降解和清除,在伴发高胰岛素血症的发病人群中,胰岛素可能与 Aβ 竞争胰岛素降解酶的降解作用,使 Aβ 从脑内清除受到干扰。与健康对照相比,AD 患者海马中 IDE 的表达水平也有所降低。糖耐量异常和糖尿病会导致晚期糖基化终末产物(advanced glycosylation end products,AGEs)的生成增多,AGEs 可以与 Aβ

上的 AGEs 受体结合,从而促进其聚集和对神经元的破坏作用。

(五)体重

体重与 AD 发病风险之间的关系在不同的年龄段有所不同。荟萃分析表明,中年期(50岁左右)的肥胖(主要是指腹型肥胖)会导致 AD 的发病风险增加 59%。脂肪组织会导致 AGEs 生成增多、胰岛素抵抗、脂肪细胞因子水平增高,这些都会增加 AD 的发病风险。而老年期自身重量不够则与此后 5~6 年 AD 发病风险的增高有着密切联系,这种体重减轻可能体现了认知功能减退对患者身体状况的影响。

(六)吸烟与饮酒

早期的横断面研究显示,吸烟对 AD 有保护作用。然而人们很快认识到,这可能是因为吸烟人群的平均寿命更短所造成的一种偏倚。随后的多个研究也证实吸烟能够增加 AD 的发病风险,特别是在携带有 APOEε4 等位基因的人群中。有趣的是,8 项由烟草企业资助的研究均显示了吸烟对 AD 发病的保护作用,而另外 14 项没有烟草企业资助的研究结果分析表明吸烟能够显著增加 AD 的发病风险,大量饮酒本身就会导致酒精性痴呆,而中年期的大量饮酒会将 AD 的发病风险增加三倍,这在携带有 APOEε4 等位基因的人群中更为显著。另一方面,少量至中等量的饮酒则表现出对 AD 发病的保护作用。一项纳入 15 项前瞻性研究的荟萃分析也显示,小到中等量的饮酒能够降低 AD 和痴呆的发病风险。

(七)饮食

饮食与 AD 发病风险之间的关系备受关注。研究证实,饱和脂肪酸的过多摄入会增加 AD 的发病风险。而地中海饮食,即主要摄入鱼类、水果蔬菜、富含不饱和脂肪酸的橄榄油,适度饮用红酒而较少食用猪肉等红肉,则被多个研究证实能够降低 AD 的发病风险,并且这种保护作用不受体力活动和伴随的脑血管病等因素的影响。然而,也有研究未能重现地中海饮食的这种保护性作用。其他研究分析了其他饮食因素,如维生素 E 和维生素 C 等抗氧化剂的摄入,叶酸和维生素 B_{12} 的摄入对认知功能的保护作用,然而目前仍然未能得到相对一致的结论。

(八)教育水平

多个流行病学研究已经一致性地证明了高教育水平对 AD 和痴呆发病的保

护作用，即便在携带有 APOEε4 等位基因的个体中，这种保护作用也得到了很好的体现。一项纳入 500 名老年人为期 7 年的针对脑白质病变对轻度认知障碍和 AD 发病风险作用的研究显示，高教育水平能够保护认知功能免受脑白质病变的影响。另外一项研究也显示，高教育水平对认知功能的保护作用独立于脑脊液中的 Aβ 水平，高教育水平对 AD 发病保护作用的机制可能归于认知储备的增高。一项包括三个队列人群的研究显示，高教育水平对 AD 发病的保护作用并不是减轻了脑内 AD 样的病理改变，而是提高了这些病理改变能够表现出认知功能损害临床症状的阈值。

（九）体力活动与脑力活动

多个流行病学研究均证实了中年期的规律体力活动可以降低痴呆与 AD 的发病风险。荟萃分析显示，高强度和中等强度的体力活动可以分别将认知功能减退的风险降低 38% 和 35%。另外一项纳入 16 项前瞻性研究的荟萃分析显示，活跃的体力活动能够将痴呆的整体发病风险降低 28%，将 AD 的发病风险降低 45%。即便是低强度的体力活动，如散步，也显示出对 AD 和认知功能减退的保护作用。体力活动对 AD 的保护作用可能来自其神经营养作用以及对心脑血管疾病危险因素的保护作用。

在明确了高教育水平对 AD 发病风险的保护作用之后，人们开始推测增加脑力活动也能够通过增加认知储备来降低 AD 的发病风险，这一推测也为多个流行病学研究所证实。研究显示，无论是年轻人，还是老年人，通过参加各种增加脑力活动的项目，如打牌、阅读、学习新知识等，均可以减少痴呆的发病风险。这种脑力活动还可以贯穿于其他多种日常活动中，包括社交活动、针织、园艺、演奏乐器等，也都表现出对痴呆发病的保护作用。来自瑞典双胞胎研究的结果显示，从事复杂性工作，特别是与人打交道的复杂性工作，也能够减少 AD 的发病风险。神经影像学的研究显示，长期的复杂脑力活动者的海马萎缩程度更低。

（十）脑外伤

回顾性研究显示脑外伤史，特别是伴随意识丧失超过 30 分钟以上的严重脑外伤史，能够增加 AD 的发病风险。荟萃分析的结果显示，在有脑外伤史的患者中，男性比女性的发病风险更高。脑外伤后脑内和脑脊液内 Aβ 水平的增高可能是其潜在的发病机制。

第三章 常见老年认知功能障碍的分类

第一节 轻度认知功能障碍（MCI）

一、概述

轻度认知功能障碍（mild cognition impairment，MCI）为发生在 AD 临床前期的一种综合征，是正常老化和早期 AD 之间的一种过渡状态，可能是 AD 发病的早期信号。对 MCI 进行深入研究，有希望筛选出 AD 的高危人群，为 AD 的治疗提供最佳时间窗，预防或延缓 AD 的发生。

二、MCI 的流行病学

不同的年龄组及不同的诊断标准中 MCI 的患病率相差很大。众多研究表明，高龄、受教育程度低、高血压病、高脂血症、心脏病、糖尿病、短暂性脑缺血发作、吸烟和饮酒、ApoE ε4 等位基因等是导致并使 MCI 加剧发展的因素。其中，高龄、高血压病和 ApoE ε4 等位基因是 MCI 的独立危险因素，而受教育程度高是 MCI 的保护因素，确诊的高血压和心血管疾病是 MCI 的危险因素，由此可见，血管性危险因素可能在 MCI 发病机制中起着重要的作用。

三、MCI 的病因及发病机制

MCI 的病因和发病机制尚未完全阐明，但与 AD 存在着很多的相同点，如两者的发病都是多因素的、综合的，都与遗传因素、胆碱能系统功能降低及自由基损伤等有关。由于 MCI 分型的异质性，其发病机制也许比 AD 更加复杂。下面主要讨论 Amnestic MCI 型。

(一) 自由基失衡

氧自由基过高可能引起蛋白质变性、脑细胞脂质超氧化。高浓度氧自由基不但通过生物膜中多不饱和脂肪酸的过氧化引起细胞损伤，而且还能通过脂质过氧化物的分解产物（MDA 等）引起细胞损伤。超氧阴离子浓度越高，体内 SOD 消耗就越多，进而 SOD 降低，直接引起神经细胞代谢紊乱和变性坏死，使患者认知功能受到损害。SOD 对清除体内超氧阴离子有着极大的作用。研究结果显示，如果 MCI 患者血清 MDA 含量增高和 SOD 含量降低，说明 MCI 患者存在自由基代谢紊乱，提示氧自由基的损伤在 MCI 发病过程中起重要作用。

(二) 胆碱能系统功能降低

乙酰胆碱（ACh）是进行和维持高级神经功能的重要递质，它的不足直接影响中枢胆碱能的通路（学习记忆的主要通路）。胆碱酯酶是 ACh 的水解酶，直接参与神经功能调节、肌肉运动、记忆等重要功能。胆碱酯酶水平增高，说明患者体内 ACh 含量可能不足。有研究发现，MCI 患者血清中胆碱酯酶含量增高，反映 MCI 患者存在胆碱能神经功能降低，使认知功能下降了。

(三) 神经内分泌改变

研究表明，中、高水平的循环甲状腺激素（TH）水平对老年个体维持其最佳脑功能状态有很大作用。老年人脑组织比外周组织需要更多的 T_4，从而完成其代谢。TH 水平的改变会严重影响认知功能，即使甲状腺功能正常的个体亦是如此，其原因可能是由于增龄影响了 TH 进入中枢神经系统，影响了脑组织 T4～T3 的转化，抑或降低了脑组织 TH 受体的数目及其亲和力。

此外，炎症及免疫机制、血管性因素等有可能也在 MCI 的发病中起到了作用。

四、MCI 的临床表现

MCI 的临床表现类似临床前期的 AD，但表现为单纯记忆力下降，无全面认知功能降低。

(一) 记忆力下降

MCI 的记忆功能损害以延迟的情节记忆缺损为主。最早损害的是言语性情节记忆，然后是视觉性情节记忆，而语义记忆包括词语流畅性和命名及其他认知领域在最初是不受影响的。MCI 延迟记忆功能明显下降，而词语即刻回忆能力无明显下降，说明 MCI 患者学习新信息的能力下降，更主要是学习新信息后信息的保持能力下降，即短时记忆受损，而瞬时记忆相对保持完好。情节记忆尤其是言语性情节记忆受损的严重程度是预测 MCI 是否进展成 AD 的重要指标。当病程进展到临床发病前后，才出现其他认知领域和总体认知功能（MMSE）的下降。

（二）注意力障碍

注意力不集中也是一种常见症状，交谈中患者常会想起其他问题而分散注意力，注意力不集中的原因可能是由于患者对自己的记忆信心不足，故常拒绝接受新的信息，以致影响有效信息的输入，因此患者会用其他话题分散干扰谈话。

（三）命名能力

MCI 患者命名能力尚不受损，而命名不能，主要是因为记忆功能的下降。MCI 患者文字和图形的短时记忆功能均有下降，这种下降与双侧颞叶皮层和双侧海马功能的损害相关。

（四）其他认知功能

MCI 患者词语流畅性和画钟试验比正常老年人差，说明 MCI 患者可能也存在执行功能和视觉空间功能等高级认知功能的损害，也可出现计算力下降。时间定向、地点定向、即刻记忆和语言能力方面尚没有表现出异常。

（五）精神症状

患者常伴轻度焦虑、抑郁、易激惹、病理性赘述以及轻度的人格和情感障碍。虽然 MCI 患者的认知功能降低，但没有到痴呆的程度。他们的最终结果一部分转化为 AD，一部分 MCI 患者的认知功能始终保持在这种较差的稳定状态。

五、MCI 的诊断

新版 DSM-5 以神经认知障碍（NCDs）取代了第四版诊断和统计手册（DSM-4）中的"谵妄、痴呆、遗忘型及其他类型认知障碍"分类。DSM-5 区分了"轻度（mild）"和"严重（major）"的神经认知障碍，其中"严重"神经认知障碍（major NCD）取代了 DSM-4 中的"痴呆或其他谵妄状态"，而"轻度神经认知障碍（mNCD）"的新诊断作为一个重要补充，概念类似 MCI 而又不同于 MCI。mNCD 是一种可能发展为痴呆的疾病状态。mNCD 概念的正式列出将会和 MCI 诊断、防治等方面的研究和完善互相促进。尽管如此，目前 DSM-5 中的 mNCD 这个概念本身尚未完善，故难以得到广泛认同及应用。

临床和研究中涉及最多的是 MCI 的综合诊断、遗忘型 MCI（aMCI）的诊断和血管源性 MCI（MCI-V）的诊断。

（一）MCI 的综合诊断标准

依照 NIA-AA 新修订的诊断标准，MCI 的定义包括以下方面：患者、当事人或临床医师描述的认知功能改变，一个或多个认知域受损的客观证据，功能性能力保留以及尚未痴呆。MCI 综合诊断标准有如下几个方面。

（1）关注到认知功能的改变——应当有客观证据表明认知功能改变受到关注，这种改变是相对于个体的既往水平而言的。这些客观证据可能来自患者本身、某名了解患者的知情者或是一名长期观察患者的熟练的临床医师。

（2）一个或多个认知域的损害——应当有证据表明患者在一个或多个认知域表现出的能力低于患者年龄及教育背景所对应的能力水平。如果可以进行重复评估，那么患者需要随时间表现出能力的逐渐减低。这种变化可以表现在多个认知域，包括记忆力、执行功能、注意力、语言以及视空间技能。对随后演变为 AD 型痴呆的 MCI 患者来说，情景记忆的损害被认为是最普遍的。

（3）功能性能力的独立保留——存在 MCI 的个体在执行复杂功能性任务方面通常存在轻度问题，而这些任务是他们既往曾经完成过的，如支付账单、做饭或者购物。相比先前完成同样的任务，他们现在可能需要更多的时间，抑或可能会犯更多错误。然而，他们通常能在非常微小的帮助或协助下保持日常生活中的功能独立性。

（4）未痴呆——上述的认知功能改变应当足够轻微以至没有证据可以表明患者的社会功能或职业能力受到显著损害。需要着重强调的是，MCI 的诊断需要个体内功能的客观证据。如果某个体仅被评估一次，那么认知改变的推断应该来自历史和（或）认知执行力损害超过预期水平的证据。能对个体做出系列的评估当然最好，但在某些特定情况下可能无法做到。

NIA-AA 还提出了"AD 源性 MCI"的概念，并列出了提示 MCI 可能为 AD 源性的临床特征，此处列出以下几点作为参考。

（1）存在记忆损害。

（2）在数月至数年内认知功能的进展性减低（减低速度非常快可能提示朊蛋白病、肿瘤或代谢障碍性疾病）。

（3）无帕金森样症状及视幻觉（提示路易体痴呆）。

（4）无血管性危险因素及脑影像上的大量脑血管病线索（提示血管性认知功能损害）。

（5）无突出的动作及语言障碍（提示额颞叶变性）。

（二）遗忘型MCI（aMCI）的诊断标准

MCI研究中重要的内容之一是遗忘型MCI，其诊断标准具体如下。

（1）有记忆减退的客观检查证据。

（2）生活能力保留。

（3）主诉有记忆减退，记忆障碍是主要的主诉。

（4）没有足够的损害诊断为痴呆。

（5）一般认知功能正常。

这是一个被广泛应用的标准。Vazquez等用英语单词"SOUND"对此进行了概括：S主观记忆障碍（subjective memory complaints），O客观检查存在记忆缺陷的依据（objective memory deficit），U总体认知功能正常（unaffected overall cognition），N日常生活行动正常（normal capacity to perlorm of ADL's），D没有痴呆（dementia criteria not met）。

（三）MCI-V的诊断标准

目前，诊断MCI-V的标准还未统一。加拿大健康和衰老研究组对血管性认知障碍进行了研究。研究中采用的诊断标准如下。

（1）认知障碍：虽然有认知障碍，但不符合DSM-HIR痴呆诊断标准。包括以下任一项：①有记忆障碍至少其他一种认知域损害，或者个性改变，日常功能正常；②有记忆障碍，其他认知域健康，日常功能一切正常；③其他认知域损害，无记忆损害，日常功能正常；④有其他认知域和日常功能损害，记忆正常；⑤有记忆障碍和日常功能损害，其他认知域正常。

（2）认知障碍是由血管因素造成的：如认知障碍急性起病，阶梯样进展。认知测查结果显示：局灶性神经系统体征、斑片状皮质功能损害、动脉粥样硬化的证据、影像学证据（如果有）等。随着DSM-5诊断标准的更新，MCI-V

的诊断标准亦可能会有相应的更新。

悉尼卒中研究（Sydney stroke study）采用以下 MCI-V 标准。

（1）认知障碍：① 认知域损害不止一个，而是多个，但日常功能缺损未达到 VaD 标准；② 患者有一个认知域明确损害（认知评估成绩低于年龄匹配的已发表常模的第五百分位数）；③ 2 个认知域边缘性受损（认知成绩介于年龄匹配的已发表常模的 5~10 百分位数之间）。

（2）MCI-V 的标准包括三个方面：① 血管性疾病是患者认知障碍；② 有血管性疾病；③ 有认知减退，但不符合痴呆的标准。与 VaD 的标准不同，MCI-V 标准对血管因素的界定更加宽泛，力求提高早期诊断的敏感性和记忆损害。

以上标准只是大体的框架，实际操作中如何对有认知损害但是没有达到痴呆进行界定，使用何种认知评测工具并没有统一的规定，在临床上应灵活使用。

第二节 老年痴呆

一、概述

阿尔茨海默病（Alzheimer's disease，AD）是老年神经系统退行性疾病，也称老年性痴呆（senile dementia），其在病理、临床和病因上有自身的特征。病理上的特征是，神经炎性斑、神经原纤维缠结等；临床上的特征是，隐袭起病、病情发展缓慢和慢慢加重的痴呆；病因上的表现是，1、14、19 和 21 号染色体上某些基因或其他可能的基因突变引起。

二、AD 病因和发病机制

AD 的病因和发病机制还未完全明了，目前人们普遍认为 AD 是一个多因素致病（其中遗传因素和环境因素均参与了发病）的复杂病理过程。AD 的病因和发病机制主要有以下几种说法。

（一）自由基受损与氧化应激学说

Aβ 可通过诱导产生氧自由基使脑细胞膜系统的脂质和蛋白质被氧化修饰，

使活性氧增加，还可以通过激活小胶质细胞加剧氧化应激。Aβ是氧化应激与AD脑神经细胞死亡之间的耦联分子，氧自由基也可促进APP裂解生成Aβ，二者具有相互促进效应。Aβ作为一个始终存在的刺激因素，对氧自由基系统进行持续的影响，而氧自由基又可增加APP裂解，加剧Aβ的生成和沉积。如此，Aβ与氧自由基形成代谢的恶性循环，引起和加剧AD的病理过程。

（二）遗传学说

目前，有四种基因的突变、多态性已经被确定与AD有关，包括1号染色体的早老素-2（PS2）基因、14号染色体的早老素-1（PS1）基因、21号染色体的淀粉样蛋白前体（APP）基因、19号染色体的载脂蛋白E（ApoE）基因。其中，APP、PS1及PS2与家族性AD有关，ApoE4基因与散发性AD有关。这只是其中一部分基因，还有一些基因正在研究中。

（三）凋亡学说

Aβ能作为神经元凋亡的启动者，造成细胞核皱缩、细胞膜发泡、细胞损伤和线粒体肿胀，产生凋亡小体、片段化和其他典型的凋亡特征。目前认为，Aβ可通过增加细胞内氧化压力、产生自由基和反应性氧物质、增加兴奋毒性氨基酸和诱导产生细胞因子等机制引起迟发性细胞凋亡或死亡，从而参与AD的致病过程。

（四）炎症学说

在AD患者脑中，Aβ肽可引起炎症反应而致神经元丧失和认知功能障碍。研究证实，Aβ可激活胶质细胞而引起炎症反应。在AD的炎症反应过程中，小胶质细胞和星形胶质细胞的活化是两个重要的环节。小胶质细胞是一种脑组织中的炎症反应细胞，类似免疫系统中的单核-巨噬细胞，其功能是清除死亡的神经细胞，而且分泌补体蛋白。当补体系统激活时，又可进而杀伤健康的神经细胞，加重脑组织损伤。人们发现细胞介导的炎性反应标志物在AD脑内有增高的趋势。脑组织中淀粉样斑块中有多种补体因子及其抑制因子参与，也为炎症反应的有力证据。研究还表明，淀粉样变性作为一种"非自身抗原"可激活补体系统并加速合成补体因子及各种抑制因子，造成广泛的神经元损伤和丧失。流行病学研究结果表明，长期使用非甾体类抗炎药物（NSAIDs）可以明显降低AD的发病率。

(五)血管性病因假说

流行病学研究提示，AD 与缺血性脑血管病有类似的血管性危险因素，包括高血压、糖尿病、高胆固醇血症、动脉硬化和房颤等。血管性因素在 AD 的致病中起到了不可忽视的作用。

(六)细胞骨架改变

近年研究表明，AD 的神经原纤维缠结是细胞骨架的异常改变所致，以成对螺旋丝为特征，tau 蛋白是成对螺旋丝中的主要成分，过度磷酸化的 tau 蛋白本身相互缠绕形成了神经原纤维缠结。AD 患者脑中的 tau 蛋白被异常磷酸化，从而降低了微管组装的能力，导致细胞骨架解聚，随之损害轴浆流，致使递质及一些不被迅速降解的神经元成分聚集在受累神经元内，导致神经功能减低和丧失，直至神经细胞破坏。

(七)免疫功能紊乱

一些临床和免疫学研究提示，AD 患者可能存在着体液免疫和细胞免疫的异常。AD 患者血清蛋白异常，包括白蛋白减少，而 α1-胰蛋白酶抑制素、结合珠蛋白的成分增加。AD 脑脊液中 T 淋巴细胞增多，表明脑组织内异常抗原刺激致免疫病理活性增加。淀粉样蛋白也是与免疫系统有关的细胞产物。由于淀粉样蛋白不仅见于老年斑，也见于脑血管壁上，有些学者认为 AD 淀粉样蛋白属于血管源性的。AD 体内存在自身抗脑抗体，且血清内脑反应蛋白水平与认知和学习过程有关，提示 AD 的神经病理学改变可能与免疫功能有关。

(八)神经递质障碍

大量研究发现，AD 患者大脑中存在广泛的神经递质系统异常。与 AD 关系较为肯定的有乙酰胆碱、单胺类、氨基酸类及神经肽类，而这些递质对学习和记忆等认知功能有特殊作用。

三、AD 病理改变

AD 的病理改变主要包括：神经炎斑、神经元纤维缠结（NFTs）、神经细胞和突触的丢失、淀粉样血管病及颗粒空泡变性等。大体上有弥漫性脑萎缩、脑沟变宽、脑回变小、脑干和小脑萎缩相对较轻。脑重可少于 1 000g，以颞、顶和额叶萎缩为主。脑室系统对称性扩大，皮质变薄。

四、AD 临床表现

（一）起病隐袭

AD 的临床症状常表现为隐袭起病，故很难判断患者认知功能障碍发生的确切时间。AD 的病程通常是渐进性的，偶有间歇期。主要表现为持续进行性的智能衰退，行为和神经系统功能相继发生障碍，是临床诊断的重要依据。偶尔患者因发热性疾病、手术、轻微头外伤或服药等导致的异常精神状态而引起注意。

（二）记忆力障碍

AD 患者的核心症状通常是记忆力障碍，患者就医也主要是因为记忆力障碍。起初患者表现为近记忆力障碍，此时远期记忆相对保持完整。随着病情的进展，最终远期记忆也出现障碍，并逐渐出现虚构。

（三）视空间定向障碍

AD 患者早期就可表现出视空间功能障碍，找不到停车点，回家时走错方向或迷路，铺台布时不能使台布的角与台桌对齐。中期出现明显的定向障碍，表现为时间、地点和人物定向障碍。时间定向障碍，表现为不知今天是何年何月；地点定向障碍，表现为在自己家中找不到自己的房间，不知哪个床是自己的；人物定向障碍，表现为不认识自己的家人和过去的熟人。

（四）语言障碍

语言障碍是大脑高级功能障碍的一个敏感指标。尽管在 AD 的早期，患者可能自发性言语减少，但语言功能还有所保留。随着痴呆的进展，记忆力障碍变得突出时，由于记不起所需词汇，许多患者出现语言中断。找词困难是 AD 患者最早出现的语言障碍。由于找词困难，缺乏实质词而不能准确表达意思而成空话，表现为流利性失语。随病情进展，自发言语越来越空洞，语言的内容逐渐减少，且不适当地加入无关的词汇和变换主题。患者虽喋喋不休地说，听话者却不能从其谈话中理解其连贯思想，甚至不能表达任何信息。

命名受损也是 AD 患者早期的敏感指标，病程早期就可以出现。随着病情进展命名受损也逐渐明显，同时出现错语。

阅读和书写障碍常早于口语表达和听力理解障碍。至病程中期后，患者甚至不认识自己的名字，也写不出自己的名字。

复述在早期可相对保留，尤其是词和短语的复述。在回答问题之前先是重复问题，至中期则出现模仿语言，患者强迫重复检查者说的词和短语。这种强迫重复只是一种自动反应，患者并不理解其意。

至 AD 晚期，患者只剩模仿语言，不能交谈。言语进一步恶化，发音愈益不清楚，只听见咕噜声和喃喃声，声音也越来越低，最终哑口无言以致缄默状态。

（五）判断和抽象功能受损

在 AD 的早期，判断和抽象功能通常受损，这表明额叶功能出现障碍。患者不能系统地思考问题，对周围的事情不能做出相应的判断，对电视和故事情节不能理解。虽然可看书和看报，但不理解文章的意思。患者联想贫乏或不能联想，在问其问题时，不知所问，或总重复同一句话。患者学习某种新技术时，不得要领，对原有的认识也模糊不清。

（六）失认和失用

AD 患者随病情发展可出现失认和失用情况。失用主要出现在中期，可以导致患者不能使用物品和穿衣，不能正确地使用刮胡刀，不会开锁。而通过反复学习获得的复杂运动功能，如弹钢琴和使用工具等可能到疾病后期才出现障碍。严重者不会使用任何常用的物品和工具，甚至不能执筷和用勺吃饭，但仍然保留动作需要的力量和协调性。最终患者只保留最习惯性和完全自动性的动作。失认常发生于中、晚期，表现为不认识家人和配偶，甚至不认识镜子中的自己。

（七）计算力障碍

AD 患者还可出现计算力障碍，常在中期出现，如不能结算账单，弄错物品的价格，找错零钱。计算障碍可能会出现以下情况：①视空间障碍（不能正确列算式）；②失语不理解算术作业要求；③原发性计算不能。严重者连简单的加减法也不会，甚至不认识数字和算术符号。

（八）行为和精神障碍

AD 患者通常出现行为和精神障碍。活动能力减低和兴趣障碍是多数 AD 患者的表现，其中 25% 以上的患者存在抑郁状态。自主神经症状，如睡眠障碍、体重增加和性欲下降等是 AD 和抑郁症的共同表现。随着病情进展，患者出现草率，不注意衣着、洗澡和剃胡子等。AD 患者通常还有偏执妄想和错觉出现，有时伴有幻觉。患者怀疑子女偷自己的钱财，怀疑年老的配偶有外遇。此外，还表现出各种行为异常，包括易激惹（如攻击性和非攻击性行为及语言等)、游走、睡眠障碍和不宁等。对于院外患者,非攻击性行为尤其是运动不宁和游走为常见的症状。

(九) 其他症状

AD 患者的神经系统查体常无明显的阳性发现,而且即使出现偏侧体征也常是其他疾病所致。但神经系统查体可以发现初级原始反射(如摸索反射等)、下颌反射、皮肤书写觉功能障碍。其他的体征,如锥体外系表现、步态异常、肌阵挛可能会在 AD 的早期发生,但多数情况下是到晚期才发生,而且随着痴呆的进展这些体征表现得更为突出。在痴呆的中晚期,患者通常出现非特异性步态和平衡障碍,最后呈强直性或屈曲性四肢瘫痪。随着 AD 脑内神经元的不断变性,上述症状会进一步加重,最终患者的智能全面衰退,对外界刺激无任何有意识的反应,表现为无动性缄默。患者也完全丧失站立和行走能力,不得不卧床,生活完全不能自理(持续性植物人状态)。

AD 的病程呈进行性发展状态,周期为 6 至 12 年。AD 患者生存年限较短,主要是由于智能障碍后合并各系统并发症所致。在 AD 的后期,患者因长期卧床、大小便失禁、不能交流、不能自行进餐而极易发生营养障碍、脱水、吸入性肺炎、尿路感染、褥疮、肺栓塞、骨折和败血症等情况。与其他同龄人相比,AD 患者更易发生癌症、脑血管病和心血管病。

五、诊断

AD 的临床诊断主要依据患者的病史史、临床资料,结合精神状态以及辅助检查、实验室资料来诊断。先判定是不是存在痴呆,然后推断痴呆是由哪种疾病引起的。一般经过以下四步进行诊断。

1. 病史和体检。病史通常由照料者提供,患者的记忆力进行性下降,尤其近期记忆力下降明显。并通过对患者定向力、判断力检查,显示患者记忆力下降已影响到其日常生活或工作能力。

2. 量表检查。支持患者有一个以上认知功能减退,如语言和定向力等。常用量表如 MMSE < 20 分。

3. 进行性病程至少 6 个月以上。

4. 选择必要的实验室检查或影像学检查,排除颅内肿瘤、脑梗死、正常颅压脑积水以及硬膜下血肿等。

第四章 老年认知功能障碍与相关疾病

第一节 老年认知功能障碍与脑血管疾病

一、路易体痴呆

路易体痴呆（dementia with Lewy bodies，DLB）是一组以波动性认知功能障碍、视幻觉和帕金森综合征为临床特点，以路易体为病理特征的神经变性疾病。该病平均发病年龄为72岁，患病率60岁以下的患者为3.8%，60岁以上的为6.8%～20.9%，90岁以上为12.8%。男性多于女性，两者之比为2∶1。病程2～19年，平均5.5年。

（一）DLB 病因和发病机制

DLB 的发病机制和病因直至现在还不是十分清楚。现有的病理研究提示"神经递质系统损害"和"α-突触核蛋白（也称α-共核蛋白）代谢障碍"也许是DLB的两个病因。

1. α-突触核蛋白代谢障碍

现代病理学研究发现，路易小体（Lwey bodies，LB）主要由不溶性 α-突触核蛋白（AS）异常聚集形成。因此，研究者推测 α-突触核蛋白由正常可溶状态成为异常折叠丝状蛋白的因素和过程是发病的中心环节。但是，目前还不清楚，究竟是什么原因促使 α-突触核蛋白异常聚集。在 LB 中除 α-突触核蛋白外，还有另外一种成分——泛素，有研究者认为蛋白酶对泛素依赖性蛋白质的降解作用障碍也许是促进 DLB 发生的原因之一。因为在神经细胞培养模型上，应用蛋白酶抑制剂引起纤维状泛素变化，就会出现路易体病理的一些特征。但是部分神经变性病的病理研究提示，一种蛋白的异常聚集常与其他蛋白聚集结伴而行。

遗传学研究结果表明，AS 基因错义突变可能是显性遗传的路易体痴呆的主要病因。目前，对 AS 基因多态性与该病间关系尚缺少研究报道，并且引起这种病变的基因、环境和个体因素之间的相互作用以及不同个体间路易体存在的解剖分布是否存在差异等问题亦不清楚。在 DLB 患者中载脂蛋白 E 基因的多态性与 DLB 患者弥漫性的淀粉样斑块和 Lewy 小体的密度、空泡变性、黑质病理改变、血管淀粉样变以及软脑膜下的淀粉样沉积等不同病理表现紧密相关。以上研究提示 DLB 可能与帕金森病、阿尔茨海默病的病理机制有相似之处。

2. 神经递质系统损害理论

神经生物化学研究证实，DLB 患者乙酰胆碱转移酶（ChAT）活性和含量显著降低，儿茶酚胺代谢障碍，且这一损害与患者精神幻觉症状关系密切。统计结果表明伴有幻觉者乙酰胆碱转移酶活性下降可达 80%～85%，不伴幻觉者下降 50%～55%。DLB 患者的乙酰胆碱（ACh）活性以新皮层的顶叶、额叶下降最明显，再者是海马和内嗅皮质。除了 ACh 递质的下降，40%～60% 的 DLB 患者还有多巴胺（DA）递质的下降，推测可能与 DLB 被盖区腹侧的神经元减少有关，因为这些神经元是向边缘区投射的 DA 能神经元的主要来源。有关 DLB 认知功能障碍与 ChAT 活性、儿茶酚胺代谢障碍等的关系，更深层次的研究尚在进行中。

（二）DLB 临床表现

DLB 临床表现主要由三组症状组成：波动性的进行性痴呆、自发性帕金森综合征和以视幻觉为突出表现的精神症状。临床上大约 20% 的 DLB 以帕金森综合征的表现发病，40% 为帕金森病合并痴呆发病，20% 为痴呆表现发病。以痴呆或痴呆伴锥体外系症状起病者，发病年龄多在 60 岁以后，而以锥体外系症状起病者，一般在中青年发病，且男性多于女性，预后差。

1. 认知功能障碍

波动性认知障碍是 DLB 的一个重要临床特征，58% 的患者在就诊时存在认知障碍的波动性。某些患者自己能意识到认知状态的改变。认知障碍的波动性集中体现在定向、记忆、行为和语言，尤其是注意力和警觉性等方面更为明显。这种症状的波动性可在一天之内或数日之间。有的患者会出现白日过度嗜睡及行走时短暂意识模糊等症状，并在无刺激环境中症状出现加重，而在新奇环境中反应及言语往往可改善，但这种改善持续时间较短。

DLB 患者早期的认知功能障碍较轻，病程初期集中表现为注意障碍、视觉空间障碍和不成比例的计算力减退，而记忆力减退相对较轻。Preobrazhenskaya 等发现与 AD 患者持续进行性智能减退和早期记忆障碍突出损害不同，DLB 患者的认知障碍有明显的波动性，并且认知功能减退以注意缺陷、执行和视空间功能障碍为主，记忆力相对保持较好。回顾性认知功能检查发现，DLB 与痴呆程度相同的 AD 患者相比，注意力转换以及摆积木和画钟等视空间能力明显低于 AD 患者，辨别事物相似性的能力、词语和运动的启动能力、空间结构能力都较差。Walker 等对 DLB 和 AD 患者进行了剑桥认知检查（CAMCOG），测试的结果显示，尽管两组总的均数相同，但 DLB 患者的延迟回忆亚试验明显优于 AD 患者，视空间行为亚试验比 AD 患者差，且具有统计学差异。

2. 锥体外系症状

DLB 患者常以肌强直和运动迟缓为主的锥体外系症状作为首发症状。在病初约有 43% 的患者出现此症状，而其他的常见症状为语调低平、面具脸、前倾屈曲姿势和慌张步态，但早期很少出现震颤。

DLB 病程中认知障碍与运动障碍的出现次序不定，约 30% 的病例先出现帕金森症状，18% 的患者则先表现出认知功能障碍，也有部分患者两种症状同时出现。为此，Mckeith 等提出若在锥体外系症状后 12 个月内出现痴呆，初步判定为 DLB，超过 12 个月者，宜诊断为帕金森病并发痴呆。目前，这种说法还没有得到广大医生的认可。

临床上，DLB 患者锥体外系症状易与老年痴呆患者服用小剂量精神抑制药所引发的帕金森综合征相混淆，DLB 患者锥体外系症状是持续存在的，而精神抑制药导致的锥体外系症状在停药后多数可很快消失。DLB 自发出现的帕金森综合征多数提示预后不良。要注意的是，DLB 患者对左旋多巴治疗也有效，这一点在一定程度上增加了 DLB 与帕金森病鉴别的难度。

3. 精神症状

除认知功能障碍与帕金森综合征外，幻觉、妄想和抑郁等精神症状也是DLB患者的典型表现。DLB患者的幻觉大多为视幻觉，且绝大多数DLB患者在发病早期即存在视幻觉，这些幻觉现象与PD和Charles Bonnet综合征等的幻觉相似。病人呈现结构完整、详细的动画景象，可以引起快乐、恐惧等情感反映，有的病人也许漠不关心，一般在结束后病人对发作的非真实性有某些自知力。其他原因引起的痴呆或外部原因引起的谵妄可短暂地发生这些知觉障碍，但DLB视幻觉的持久性特点使其易与发作性的知觉障碍相区别。有半数以上患者的视幻觉是在痴呆症状出现后的4年内出现的，并持续存在直至去世。DLB谵妄发生率比AD和帕金森病均高。忧郁发生率高于AD，而与帕金森病无区别。

DLB患者第二个常见的精神症状是妄想，幻觉和妄想均多在DLB早期出现。最常见的妄想类型是识别错误妄想，其次是迫害或偏执狂妄想。

4. 其他

1/3的DLB患者会出现反复跌倒和晕厥的症状。反复跌倒可能是由于姿势、步态和平衡困难，特别是有帕金森病的患者。据报道，DLB患者在病初跌倒的发生率为10%~38%，在疾病的某个时刻可达到22%~50%。

现今，研究者认为，DLB患者的晕厥发作多具有临床提示意义。DLB患者出现短暂意识丧失的持续时间很短（数分钟），临床常被误诊为TIA或癫痫。研究者认为短暂意识丧失时肌张力的状态常常代表不同的临床意义。短暂意识丧失伴肌张力减低多提示LB相关病理范围扩展，病变可能涉及脑干及自主神经系统；不伴有肌张力减低的短暂意识丧失多提示注意和认知方面症状加重，这种类型的发作在病初有15%，在整个病程中达到46%。此外，额叶释放症状（眉间反射、强握反射及摸索反射等）、皮质脊髓束及皮质脑干束受损征象（可有吞咽障碍、Babinski征阳性及反复摔倒）、自主神经功能障碍（直立性低血压、尿失禁等）也可见于路易体痴呆的临床表现中。

（三）DLB治疗与预防

只有清楚发病机制，才能制定有效的治疗和预防措施。现在人们对DLB的发病机制还不明确，DLB病理结果中有类似AD的病理改变，临床表现中有和PD相似的症状，因此研究者推测DLB发病机制中一定有与AD、PD相似的病理环节。所以，目前 DLB 治疗和预防措施大多源于对现有病理及临床研究结果的逆向推测。

目前，对 DLB 的治疗主要是针对认知障碍、帕金森症状和精神症状进行对症治疗。

1. 改善认知功能障碍

现在公认的能有效改善 DLB 患者认知功能和防治精神症状，而且相对安全的药物是胆碱酯酶抑制剂（ChEI）。多奈哌齐（donepezil）、第二代乙酰胆碱酯酶抑制剂利凡斯的明已成为常用的治疗 DLB 的一线药物。一些研究发现 DLB 患者特别是有视幻觉的患者均有一定程度的胆碱能缺陷，因此用胆碱能类药物除能治疗 DLB 患者认知功能障碍外，对防治神经－精神症状也是有效的。此外，有研究证实第二代乙酰胆碱酯酶抑制剂对 DLB 患者其他症状如行为异常、震颤等也有一定改善作用。Catt 和 Kaufer 报道多奈哌齐能改善 DLB 患者的嗜睡和精神病症状。利凡斯的明的多中心、安慰剂对照试验显示其对改善 11 例患者的非认知和震颤症状有一定作用。

除胆碱酯酶抑制剂外，其他旨在提高胆碱功能的药物包括 M1 胆碱受体激动剂占诺美林和烟碱受体激动剂，但在 DLB 临床治疗方面报道较少，其是否也能显著改善患者认知功能和行为异常尚待进一步探讨。

2. 改善帕金森症状

多巴胺替代疗法对 DLB 的帕金森症状有效，一般采用小剂量治疗。首选最小有效剂量的左旋多巴制剂，但左旋多巴应用中的毒副反应使这类药物在 DLB 中的应用目前尚有争议。应用多巴胺类替代药物可能出现的不良反应包括视幻觉、错觉、直立性低血压和胃肠道不适。其他抗帕金森药物疗效的研究相对较少，临床上因为使用多巴胺受体激动剂可造成嗜睡，在一定意义上制约了此类药物在 DLB 中的应用。

3. 抑制神经－精神症状

对于精神症状较严重的患者可谨慎选择抗精神病药物，常用氯硝西泮、利哌酮、奥氮平、喹硫平等，虽然此类药物对改善 DLB 的精神症状（如视幻觉、妄想）均有一定疗效，但应用这类药物应十分慎重，并要切实予以最小剂量，并严密观察不良反应。

以往的研究发现，有些病人在使用神经－精神抑制剂后会有高敏性反应。

Ballard 等报道，大约 29%DLB 病人在服用神经－精神抑制剂之后会出现严重的神经系统症状，在应用精神抑制剂 2 周内或服用剂量变化时很多病人出现了高敏性反应。DLB 患者的神经－精神抑制剂高敏性反应主要有认知障碍加重、运动减少、四肢强直，甚至发生静止性和姿势性跌倒以及伴有发热的精神抑制剂恶性综合征（NMS）。在高敏性反应中，50% 以上的病人有严重不良反应。在某些病例中，这种不良反应可危及生命。第一个注意到 DLB 患者对精神抑制剂的高敏性的是 Newcastle 小组。

时至今日，我们还不是十分清楚 DLB 患者发生精神抑制剂敏感性反应的机制。Piggot 等研究提示，也许是由于纹状体 D2 受体减少导致的结果。虽然精神抑制剂敏感性反应不是应用神经－精神抑制剂治疗 DLB 的必然结果，但在还不清楚可能发生 NMS 的 DLB 患者特征的情况下，最小剂量给药，且严密监测用药情况，用前与患者或亲属签订知情同意书等方法，谨慎使用精神抑制剂治疗痴呆患者的神经－精神症状是十分必要的。

DLB 精神症状的经验治疗还包括氯甲噻唑和卡马西平，二者都是 γ－氨基丁酸（GABA）类药物，GABA 是与谵妄相关的重要神经递质，在控制运动方面有重要作用。氯甲噻唑对治疗 DLB 患者谵妄震颤有效，并能减少或消除患者视幻觉，改善睡眠障碍等。卡马西平可稳定 DLB 患者情绪，多用常规剂量 100～400mg/d 维持治疗 DLB。

4. 抗抑郁剂

安慰剂对照研究显示，可用选择性 5-羟色胺再摄取抑制剂（如百忧解、左洛复）和多巴胺受体激动剂的抗抑郁药治疗 DLB 患者的抑郁症状，而三环类抗抑郁药因具有抗胆碱能不良反应，应避免使用。

5. 其他治疗方法

DLB 中 5-羟色胺（5-HT$_3$）活性相对过高。奥坦西隆是一种选择性 5-HT$_3$ 拮抗剂，12～24mg/d 的奥坦西隆可减轻大部分严重 DLB 患者的精神症状。地西泮已报道用于治疗 DLB 的焦虑和不安。

治疗 DLB 的药物品种较多，且相互间药理作用及毒副反应交互错杂。因此，在治疗 DLB 时除注意剂量、毒副反应外，还应重视不同药物间的协同及拮抗作用。

二、额颞叶痴呆

额颞叶痴呆的主要病变是额前叶和颞叶前部萎缩，突出特点是弥漫性额颞叶皮层变性引起的行为和人格改变，是一种额颞叶的非阿尔茨海默病的神经变性疾病。

额颞叶痴呆临床特点以早期人格改变，特别是淡漠、失抑制状态、欣快、刻板和反复的行为异常以及突出的语言障碍、最终缄默为主要特征，执行认知功能也可能发生障碍，而其他认知功能和运动功能相对保留或进展缓慢。随着前颞叶受累，行为异常更加明显，抽象思维、注意力、计划和解决问题的能力进一步下降。

（一）FTD 发病机制

FTD 的家族性发病较为普遍，一致认为与 tau 基因突变有关。自 1998 年研究家族性 FTD 发现其与定位于 17 号染色体长臂（17q21~22）的 tau 基因突变有关以来，在超过 100 个 FTD 家族中发现了数十个 tau 基因突变位点。tau 基因突变可以发生在蛋白转录水平，也可以发生在 tau 外显子 10 的 RNA 剪切水平，或者两个同时参与。

1. 分子遗传学

遗传连锁研究表明，绝大部分常染色体显性遗传的 FTD 包含典型的 FTD 及其变异型，它的致病基因位于 17 号染色体长臂（17q21~22），FTD 的这些基因突变类型与组织学的微空泡变性有关。临床表现为单纯额颞叶痴呆的患者中，观察到与 3 号染色体的突变有关，而额叶痴呆伴发运动神经元病（MND）的患者与 9 号染色体突变有关。Morris 对 22 个常染色体显性遗传的 FTD 家族进行 tau 突变基因分析发现，其中有一半家族存在 tau 基因突变，存在 tau 外显子 10+16 突变的有 9 个家族，一个家族为外显子 10+14 突变，另一个家族为外显子 10 编码的 301 脯氨酸至丝氨酸突变。在病理上发现神经元或胶质细胞有 tau 蛋白沉积的病例中，全部观察到 tau 基因突变，另外两个病理上表现为泛素蛋白（ubiqutin）沉积和细胞丢失伴空泡样变的家族没有观察到 tau 基因突变。

已证实 Pick 小体和 tau 基因突变相关非常重要，不同的组织学和临床特征可能是由同一个基因的不同突变引起的，Pick 病是 FTD 疾病谱的一部分。究竟FTD疾病谱内有多少疾病与tau蛋白病理有关，FTD-MND、进行性失语和语义性痴呆等疾病在遗传上与FTD有何关系？至今还没有阐明这些特殊亚型和tau基因突变的关系，Tau蛋白的分子遗传学和生化的进一步研究将最终解决这些相关问题。

2.临床遗传学

最近部分研究显示家族性FTD-MND亚型与9号染色体有关；与3号染色体短臂近侧的未定位点p11~12有关的FTD家族呈现额颞叶萎缩、神经元缺失和胶质化反应。这些基因的改变一旦证实，可能会解释其他的家族性或散发性FTD病例。在这些家族的病理研究中发现除了广泛的额颞叶萎缩和皮层下胶质化外，包含valsin和泛素的核内包涵体也常见，但很少波及海马齿状回。也有学者认为，伴有海马硬化的许多痴呆者也可以表现为额颞叶痴呆。

早发家族性AD常常被认为和早老素-1基因的突变有关。然而，在许多这样的病例中额叶症状却表现得非常突出。据报道，两例额叶症状突出的早老素基因-1突变，一例是M146L突变，伴有Pick小体和典型的AD斑块；另一例是G183V突变，只有Pick小体。二者都没有出现AD典型的神经元纤维缠结。

探讨载脂蛋白E（ApoE）在额叶痴呆中的作用时，发现具有ApoE ε4等位基因携带者额叶痴呆的发生率明显增高，ApoE ε4等位基因发生率越高，额叶痴呆发病越年轻。然而，这种危险性在FTLD（额颞叶变性）中具有一定的年龄选择性，许多这个等位基因的携带者，呈现β-淀粉样斑块，特别是在患者65岁以后发病或者病程延长至后期阶段时。

（二）FTD临床表现

本病隐袭起病，发病率男女相近，早至21岁，晚至85岁都可能发病，一般来说45~65岁发病的概率较大，患者中有家族史的人占40%~50%。出现人格改变、行为异常和突出的语言障碍以及额颞叶精神症状是疾病初期的表现，记忆力和视空间技能相对保留，随着病情的发展，记忆力和其他认知功能也相继受损，疾病晚期出现全面的智能下降。

典型患者除神经和精神症状外，身体状况一般比较好，但也许会出现血压偏低或不稳，最初的症状可能是行为失抑制。即使患者的行为和认知改变已经全面降低时，也可能没有显著的神经局灶体征。局灶体征通常局限于原始反射异常，如强握反射、吸吮反射和足底伸肌反射亢进。肌肉无力仅见于合并发生运动神经元病的少部分患者,一般无共济失调表现。FTD的主要体征可总结为:早期出现原始反射异常,晚期出现运动不能和血压偏低且不稳定。FTD的主要临床特征概括如下:① 人格改变及社会行为衰退。② 语言减少,最终缄默。③ 视空间技能和记忆相对保留。④ 额叶功能受损。⑤ 神经体征很少。⑥ 脑电图正常。⑦ SPECT显示选择性半球前部异常。

(三) FTD 治疗和预后

FTD的严重行为障碍和早期发病给社会和家庭带来了沉重的负担,人格改变使患者变成了一个"怪人",因此需要社会和家庭多方位给予精神方面的帮助,包括对患者的照顾和早期住院等,但目前整个社会尚缺乏照料早老性痴呆患者的设施。我国人口老龄化形势严峻,所以应重视老年疾病的治疗和护理。

研究显示,FTD患者胆碱能系统没有异常,所以胆碱酯酶抑制剂不适用于本病。

药物治疗FTD的作用有限。基于功能影像学的研究,FTD的5-HT代谢异常,5-HT再摄取抑制剂被用来治疗本病,据称能够很好地改善一些行为学症状,如失抑制、过度进食和强迫动作。据报道,溴隐亭能够有效地改善额叶症状。但是,所有药物治疗的作用有待进一步证实。镇静剂可能对减少行为失抑制引起的过度反应有效。

锌螯合剂用来尝试治疗Pick病是基于Pick病锌过量的理论。部分长期锌螯合剂治疗的病人表现出短暂或者长期的症状改善,改善的症状包括注意力、联系能力、合作能力、主动性、交流能力、词语流利性等,坚持毅力降低、模仿语言等没有改善。对于有的患者,螯合剂还可以改善EEG。

本病患者一般维持8年,多死于感染并发症。

三、帕金森病所致痴呆

帕金森病(Parkinson disease, PD)又称震颤麻痹,是中老年人常见的神经系统退行性疾病,随着病情的逐渐进展,常合并有单一或多种认知功能损害,在PD的中、晚期部分患者伴有痴呆的表现,称之为帕金森病痴呆(PDD)。随着神经心理学检测方法的不断完善及PD患者生存期逐渐延长,痴呆已成为PD的突出症状之一。目前认为,痴呆在PD病例中是普遍存在的,尤其在死前2个月至5年最为明显。Marder等认为，PDD将可能是导致老年期痴呆的第三大常见病因。

（一）PDD的病因及发病机制

PD的病因及发病机制仍不十分清楚，可能与下列三个因素有关。

1. 遗传因素

研究发现，有家族史的PD患者大概占10%，很多学者认为家族性PD是一种常染色体显性遗传性疾病，但外显率不完全。最近在至少3个家系中发现了α-共核蛋白基因突变，在青少年帕金森病患者中还检测到了6号染色体上parkin基因突变，研究还显示，细胞色素$P450CYP_2D_6$基因可能是PD的易感基因。

2. 衰老

PD主要发生在中老年人身上，说明年龄老化是发病的重要因素。随着年龄增大，黑质的多巴胺神经元数量就会减少，每10年就会下降5%~8%，酶氨酸楚化酶、多巴胺脱羧酶活力、纹状体的多巴胺递质含量也逐年降低。但衰老不一定导致PD发生，只有黑质多巴胺能神经元减少超过50%，纹状体多巴胺含量减少超过80%，才会出现临床症状。也有患者年轻时发病，所以衰老只是PD发病的促进因素，不能解释疾病的全部。如今，很多学者仍认为衰老在PD的发病上是有一定作用的。

3. 环境因素

20世纪80年代，在吸毒者和猴子当中观察到一种吡啶类衍生物1-甲基-4-苯基-1,2,3,6-四氢吡啶（MPTP），这种衍生物能够诱导出帕金森症状。这种毒性物质被摄入后，由于它和单胺氧化酶之间有很强的亲和力，被转化为有毒的甲基-苯基-吡啶离子（MPP^+），后者对黑质的多巴胺能神经元会产生特异的破坏作用。这说明，环境中与MPTP分子结构类似的工业或农业毒素可能会引起本病。但是MPTP引起的PD动物模型在临床过程或病理改变上与人类PD不完全相同，并且在PD患者脑中没有发现特定的毒素。

目前认为，PD在上述因素共同作用下，通过细胞凋亡、氧化应激、线粒体功能障碍、兴奋性毒素作用、神经营养素缺乏和免疫异常等机制导致黑质多巴胺能神经元脱失而发病。

（二）PDD 的临床表现

PDD 患者早期主要表现为震颤、肌强直和运动减少等 PD 的锥体外系症状。随着病情的逐渐进展，部分 PD 患者会出现单一或多种认知功能损害及痴呆的表现。PDD 总体改变属于皮质下痴呆，以认知功能障碍、记忆力减退、思维迟缓、注意力及执行功能障碍等皮质下损害症状较突出，易有抑郁、人格改变和情绪波动、视幻觉、妄想等精神障碍，而失语、失认、失用等皮质损害的表现相对较轻且少。

（三）PDD 治疗

PDD 的治疗原则与其他疾病所致的痴呆相同，目前尚无治疗 PDD 的特效药物，主要是应用药物改善症状，不能阻止疾病的进展。左旋多巴可以改善患者的情绪、警觉状态、觉醒程度等，但它并不是特异性改善认知状况的药物，并且左旋多巴还可能产生严重的不良反应。有研究认为，胆碱酯酶抑制剂对 PDD 有效，胆碱酯酶抑制剂 Donepezil 能够减轻 PDD 患者的认知和行为缺陷，而不加重帕金森病的病情。但这些研究仅仅是小样本试验，尚需进行大样本、随机、双盲、对照试验进行证实。此外，MAO-BI 对患者记忆力、注意力及运动反应时间可能有提高作用。COMT-I 合并左旋多巴治疗对视空间记忆、注意力、结构行为能力等可能有提高作用。对于 PDD 患者抑郁症状，可以采用抗抑郁药物进行改善，一般采用 5-羟色胺重摄取抑制剂；对于睡眠，可以用苯二氮䓬类药物；对于幻觉和妄想症状，可以选用低剂量的抗精神病药物。由于抗精神病药本身有可能会导致帕金森综合征，出现不良反应，所以应用时要从低剂量开始，尽量选用锥体外系不良反应少的药物。

目前，PD 的治疗主要采用抗胆碱药物、多巴胺类药物等，必要时可以进行手术治疗，基因治疗尚处于研究阶段。

四、进行性核上性麻痹

进行性核上性麻痹（Progressive Supranuclear Palsy，PSP）也称为 Steele-Richardson-Olszewski 综合征，是神经系统变性病的一种。Steele、Richardson 和 Olszewsk 对它的临床病理特征进行了详细描述，提出它是一种以眼的运动障碍为主的多灶性损害的综合征。临床上表现为步态不稳、轴性肌张力障碍、垂直性核上性眼肌麻痹、假性延髓性麻痹和痴呆。

本病在世界各地都有散发病例报道。Golbe 认为，PSP 的发病率约为帕金森病的 1%。流行病学资料显示，在美国，PSP 的年发病率大约为 1.39/10 万；在英国，PSP 的年发病率大约 1.14/10 万~1.21/10 万。Bower 等报道，50~99 岁人群年发病率为 5.3/10 万，并且随着年龄增长而有所增加，50~59 岁为 1.7/10 万，而 80~89 岁则升至为 14.7/10 万。由于 PSP 临床表现多样，导致许多病例未能确诊或误诊为其他疾病，所以实际的发病率可能还要高。

（一）病因和发病机制

PSP 病因不明，地理、气候、民族、种族、职业、经济情况及饮食因素均与本病无明显关系。少数研究报道有家族性病例。有学者怀疑与慢病毒感染有关，但未能找到感染源，且未能在灵长类动物中建立动物模型。有报道 PSP 患者脑内谷胱甘肽减少，提示其发病可能与氧化应激有关。也有报道 PSP 中存在线粒体复合物 I 基因的缺陷，提示其发病可能与线粒体能量代谢障碍有关。

最近的研究提示，PSP 发病可能与 17q21 的 tau 基因异常有关。tau 基因有 H1 和 H2 两个等位基因，在正常高加索人种中，H1 纯合子的比例为 50%~70%，而在 PSP 患者中 H1 纯合子的比例升至 80%~90%。Poorkaj 等发现 tau 基因中 R5L 的突变可能导致 PSP，但也有研究在 PSP 中未发现 tau 基因的突变。

（二）临床表现

PSP 多于 50~70 岁发病，男性多于女性，男女之比约为 5∶3，起病隐匿，病程持续进展，病程 2~12 年，主要表现为运动障碍和认知障碍两方面。首发症状多为步态不稳、无故跌倒、疲劳和嗜睡。

1. 运动障碍

早期最常见的症状是平衡障碍，步态不稳，表现为不明原因的反复跌倒，尤其向后跌倒更常见，步基加宽、始动困难，但是肢体共济失调轻微。疾病早期可出现运动迟缓，特点类似帕金森病，但是很少有震颤。主要表现为翻身、改变体位会出现动作缓慢情况。主动动作减少，在疾病晚期，处于无动状态。PSP 的特征性临床表现是核上性眼肌麻痹，早期两眼会出现下视麻痹，上视受到限制，之后发展为完全性、垂直性凝视麻痹，之后两眼侧视运动也受到影响，出现水平性凝视麻痹，最后多数患者会出现完全性、核上性眼肌麻痹，表现为眼球固定于正中位。可伴有复视、视物模糊和眼部烧灼感等症状。另一个常见的症状是假性延髓性麻痹，表现为构音障碍和吞咽困难，伴有强哭、强笑症状。轴性肌张力障碍主要表现为躯干伸肌强直，颈肌及上肢躯干肌表现得尤其明显。肌张力障碍表现为眼睑痉挛、舞蹈手足徐动样动作或半侧舞蹈症等。

2. 认知障碍

认知障碍出现的时间稍晚一些，一些患者认为这是首发症状。Birdi 等对 16 例尸检证实为 PSP 患者的临床资料进行分析，发现其中 62.5% 存在认知功能下降。西宫仁认为，PSP 患者认知障碍发病率在病后 1 年内为 52%，在晚期发病率为 69%。主要表现有执行功能下降，难以应付日常事务，判断事物能力降低，思维迟钝，言语不流利，学习困难，记忆损害较轻，缺乏失语、失用、失认等大脑皮质性症状。

3. 其他症状

睡眠障碍是 PSP 早期比较常见的症状。研究表明，PSP 患者存在睡眠潜伏期延长、睡眠连贯性减弱，脑电图睡眠纺锤波较少，甚至消失。睡眠障碍还与疾病的发病严重程度相关。还可能有情绪和人格改变，出现无欲、抑郁、欣快、易激惹或伴有幻觉妄想。一般情况下无感觉障碍和明显的小脑受损症状。

（三）治疗

现在还没有有效的治疗方法。PSP 病变很多，涉及黑质纹状体多巴胺能、胆碱能、GABA 能、肾上腺素能和 5-羟色胺能等多个系统，但目前，所有的神经递质替代治疗的效果都不是特别好。

左旋多巴是一种可能有效的药物，但疗效并不是十分显著，只有短期的效果，还有学者认为左旋多巴并无作用，但目前仍推荐在患者中试用左旋多巴类药物。研究证明，多巴胺受体激动剂培高利特能改善 PSP 的帕金森症状和假性延髓性麻痹，常用剂量为 1~1.5mg/d。其他常用药物还有金刚烷胺 0.1g，每日 2 次，司来吉兰 5~10mg/d，甲磺酸苯扎托品 6~10mg/d。此外，三环抗抑郁药对行为迟缓和食欲不振等症状有改善的作用，常用剂量为 25~75mg/d。胆碱酯酶抑制剂毒扁豆碱对改善 PSP 运动障碍没有效果，只对记忆有轻微而不持续的改善。研究表明，治疗 PSP 目前来说最有效的是左旋多巴、阿米替林、金刚烷胺和司来吉兰，通过使用单一药物治疗可以有效改善症状，一些不良反应也会减少。除了药物治疗，局部注射肉毒杆菌毒素也是一种改善肌强直的有效方法。总的来说，PSP 的治疗仅限于对症，目前还没有特异性的治疗方法。

五、亨廷顿病所致痴呆

亨廷顿病（Huntington's disease，HD）又称慢性进行性舞蹈病，是一种神经系统原发变性疾病。一般发生在中年，临床主要表现是进行性痴呆和舞蹈样不自主动作。Waters 首次提到本病，1872 年 George Huntington 对其做了描述，之后用他的名字命名了此病。现已发现 HD 是常染色体显性遗传病，具有完全外显率，遗传基因定位于 4p16.3，亨廷顿蛋白是基因产物。

（一）HD 的病因及发病机制

HD 为常染色体显性遗传病，含致病基因的杂合子和纯合子同样发病，外显率为 100%。父亲或母亲一个患病，则其子女有 50% 的患病概率。患者后代中，每代人都会发病，从父方继承致病基因的后代发病更早、病情更重。现已明确该病的致病基因是 IT15，但对其发病机制尚不清楚。新近的研究提示可能与蛋白质加工、聚合、转录的调节异常、兴奋性氨基酸毒性、氧化损伤、能量耗竭、炎症和细胞凋亡等机制有关。

（二）HD 的临床表现

这种病是一种遗传性、进行性神经系统变性病，多数在中年（35～40 岁）开始发病，也有青少年（5～19 岁）开始发病，或较晚（50 岁以上）开始发病。男女发病的概率相同，主要表现为运动障碍、认知障碍和情感障碍。

（三）HD 的治疗

目前还没有治疗 HD 的有效方法，药物治疗仅限于对症治疗。想要更好地治病，有必要理解疾病的生理、社会和心理影响。IT15 基因的确定为治疗开辟了新的道路。

1. 药物治疗

氯丙嗪 12.5～50mg/次，口服，2～3 次/d；奋乃静 2～4mg/次，口服，2～3 次/d；多巴胺受体拮抗剂，如氟哌啶醇 2～4mg/次，口服，2～3 次/d，可使舞蹈样症状得到改善。服用药物的时候一定要谨慎，注意从小剂量开始服用，慢慢加大药量，直到满意控制症状。耗竭中枢 DA 的药物利舍平 0.1～0.25mg/次，口服，2～3 次/d，会使舞蹈样动作得到一定改善。但这些药物是否能长期性服用仍值得探讨，因为大剂量应用这些药物时，患者可能会出现智力下降、运动迟缓和吞咽障碍等症状。

在疾病的晚期，多巴胺受体被破坏，拮抗多巴胺的药物对病症慢慢不起作用，反而会加重肌张力障碍、运动迟缓和吞咽困难。对运动不能及强直症状可选用抗震颤麻痹药物，如左旋多巴类、金刚烷胺及抗胆碱能药物。用药必须谨慎，从小剂量开始，慢慢加量，以期用最小的剂量获得最好的疗效。

抗抑郁药或电休克对积极治疗抑郁症状有一定的好处。抗精神病药对改善精神症状、激惹和行为障碍有效。

另外，辅酶 Q 作为一种抗氧化剂，参与线粒体电子传递过程，对 HD 动物模型中线粒体毒素导致的谷氨酸毒性作用具有保护作用。瑞马西胺作为一种非竞争性 NMDA 受体抑制剂，可能具有改善舞蹈症状的作用。目前，这些药物正在试验中。

2. 社会心理和物理治疗

对患者和家庭成员进行支持性心理治疗非常重要，包括帮助确认致病基因携带者，帮助患者处理健康、工作、独立性丧失后带来的问题，同时为其家庭成员提供建议。这种遗传性神经变性病的社会心理影响可以通过社会支持、心理治疗以及基因咨询得到减轻。

对于 HD 患者而言，帮助他们参与社会活动和日常生活是一种有效的治疗方法，可以改善患者及其家庭成员的生活。记忆辅助列表可以帮助那些有短期记忆障碍的患者。当患者能够理解对话，而不能清楚地表达时，语言治疗就十分有必要了。

行为治疗偶尔用来解决攻击性行为问题。相对专业的治疗策略、物理疗法、语言治疗和触觉治疗都会提高护理的质量。例如，帮助患者进食、活动、进行个人护理和解决大小便失禁。注意患者的营养，尤其是疾病晚期患者出现吞咽困难症状后。最后，一些 HD 患者可能需要住院护理。

3. 新治疗方法的研究

目前认为，HD 是一种纹状体疾病，纹状体细胞移植能使突触重构，因此神经移植治疗受到了大家的重视。在兴奋性毒性损害的鼠模型中，胎儿纹状体移植物显示能够存活，并形成与其他细胞的突触连接。还有探讨在脑内植入能产生神经递质的泵以弥补神经递质缺陷。针对致病基因和蛋白的新治疗策略也正在研究当中。具体方法有：阻止突变 IT15 基因的表达；灭活 Huntingtin 或其相关蛋白；移植含有编码生长因子基因的神经细胞以产生更多的生长因子及保护神经元等。总之,这些新的治疗方法都还尚未成熟,都需要进一步研究。

第二节 老年认知功能障碍与代谢综合征

一、血管性认知功能障碍相关的知识

血管性认知功能障碍(VCI)是神经病学认知领域的一个新概念,同轻度认知功能障碍(MCI)一样,VCI定义也是逐渐形成的。VCI定义提出的背景是源于对现有血管性痴呆(VD)概念在疾病防治方面存在的延迟性和病因范围内的局限性两个方面的不足而提出的,其提出的目的主要是希望可以及早发现痴呆前期出现的认知功能下降,并进行早期干预。

(一)病因及发病机制

VCI是一类综合征,它的病因复杂多样,大体可概括为血管性危险因素、脑血管病和遗传因素三类。高血压、糖尿病、高血脂、动脉硬化等是血管性危险因素,都可能导致认知功能损害。脑梗死、脑出血和白质变性等脑血管病变也可导致认知功能相关区域的神经细胞代谢减低或死亡,而出现认知功能的损害。Notch3基因和ApoEε4基因是与血管源性认知损害密切相关的两个基因。Notch3基因突变可导致单基因遗传病——伴皮质下梗死和白质脑病的常染色体显性遗传性脑动脉病(CADASIL);ApoEε4基因增加了患脑淀粉样病(CAA)的发病率。

目前,医学界对VCI确切的病理机制还不是十分清楚,初步可以肯定,认知功能的损害主要是以下几方面因素共同作用的结果:血管危险因素、脑血管病变、遗传因素和生物活性物质等。

(二)临床表现

VCI的神经心理改变研究中发现:VD患者认知领域最常受累的是精神运动速度和额叶执行功能。Jeffrey等对27个研究进行综合分析发现,VCIND患者的神经心理改变类似VD,但程度比VD轻,额叶执行功能障碍中在概括、信息处理速度和工作记忆等方面的损害较为突出,但语言记忆相对较好。影像学表明，认知障碍和深部白质高信号有关，提示 VCI 基本属于皮质下型认知障碍，与大脑萎缩程度无关。临床上 VCI 的特征是皮质下性认知障碍加以皮质梗死导致的斑片状的皮质性认知障碍。VCI 除可出现认知功能障碍表现外，也常出现部分非认知功能表现。

VCI 临床表现可概括为血管病变、认知功能损害和神经系统局灶体征三部分。按照病变程度不同，可以把 VCI 可分为轻、中、重三个等级，不同程度的 VCI 临床表现也不同。

1. 重度 VCI

血管因素或脑血管病引起的痴呆，多伴有明显的神经系统局灶体征。

2. 中度 VCI

在语言、记忆、视觉空间技能、情感、人格和认知中有 1～2 项受损，还没有达到痴呆程度。

3. 轻度 VCI

主要表现是记忆力保留，注意力和执行功能障碍，可能有行动和信息处理迟缓，其他的认知功能跟个体的病理基础有关。也可能有精神症状，如抑郁、情绪不稳、意志丧失和情感淡漠等。至于发病速度，一半患者是急性发病，另一半则是渐进性发病。

（三）VCI 的防治

通过 VCI 早期诊断，可以进行早期干预，防止病情进一步发展。一般来说，VCI 防治包括三个部分：防治血管危险因素的一级防治、防治卒中的二级防治和治疗认知障碍的三级防治。VCI 的防治意义大于认知功能损害后的治疗。

1. VCI 一级预防

VCI 一级预防指对脑血管病危险因素的处理。脑血管病危险因素本身可引起认知障碍，又可引起脑血管病。干预危险因素，重视并加强一级预防的意义胜过二级预防。研究证实，血管性危险因素促使血管损伤的发病年龄较早，大多在 40 岁之前就已经发生。因此，针对血管病变和卒中的危险因素，如高血压、心脏病、糖尿病、吸烟、酗酒、血脂异常、颈动脉狭窄等，进行早期诊断和治疗，应是 VCI 预防中一个广为接受的战略。

2. VCI 二级预防

二级预防主要体现在对急性中风治疗和防止卒中后的复发两个方面：① 急

性中风治疗：缺血性者实施溶栓、抗凝、降低脑水肿和应用血管扩张剂与钙离子拮抗剂等，出血性者除一般处理外，还可进行外科治疗。②防治卒中复发：寻找可逆性病因，纠正所有可干预的危险因素，在中青年（小于50岁）患者中显得尤为重要。在明确患者的卒中类型及相关危险因素的基础上，采取有针对性的措施，如血压管理、抗血小板聚集和抗凝治疗以及心脏病、颈动脉狭窄、高同型半胱氨酸血症和短暂性脑缺血发作（TIA）的干预，还有卒中后血脂与血糖的管理、健康宣教等。

3. VCI三级预防

胆碱酯酶抑制剂是现在唯一被认为疗效确切的治疗认知功能障碍的药物。已经获得批准生产的临床胆碱酯酶抑制剂包括他克林、安理申、艾斯能、加兰他敏和石杉碱。在一项研究中，口服24mg/d加兰他敏，口服24周后VD和混合性痴呆患者的认知功能得到明显改善，生活能力、全脑功能和一些行为症状也有一定的改善。自2002年以来，相继有5个大规模随机研究发表了"很可能的和可能的血管性痴呆"的症状治疗结果，在5项研究中，有2项研究胆碱酯酶抑制剂多奈哌齐对血管性痴呆的治疗作用，有2项研究NMDA受体阻断剂美金刚对轻、中度血管性痴呆的治疗作用，还有1项研究胆碱酯酶抑制剂加兰他敏对"很可能的血管性痴呆和阿尔茨海默病伴有脑血管病"的治疗作用，这些试验均得到了阳性结果。

在部分研究中，丙戊茶碱、美金刚也表现出具有一定提高认知功能的作用。在皮质下血管性痴呆中治疗认知障碍效果比较好的是钙离子拮抗剂，它不会导致患者出现盗血现象，但是还需要进一步研究该药对其他血管性痴呆的疗效。几个大样本随机、双盲的对照研究结果显示，血管扩张剂、促智药、抗氧化剂等对VD认知功能的疗效并不是特别好。但值得一提的是，血管扩张剂、促智药、抗氧化剂这几类药物也许可以通过控制血管危险因素等作用，延缓认知功能损害的进程，但不能明显地改善认知症状。所以，在VCI的治疗药物功能评价中，对于药物短期疗效与长期疗效相配合的综合疗效评价应该予以重视，从而制订出一个切合实际、切实可行的防治方案。

VCI是近年出现的一个概念，不论是从疾病的预防，还是从疾病的诊断来讲，都具有现实意义。然而，VCI是一组异质性的疾病，临床表现和影像学检查所见都各不相同，并且因为直至现在还缺乏公认的VCI诊断标准，所以在临床资料的收集和比较上依旧存在很大的障碍。值得一提的是，VCI的研究毕竟为痴呆研究开辟了新的、更广阔的天地，体现了早期干预和尽早治疗的疾病诊疗新观念。随着VCI研究的深入和完善，相信世界认知功能障碍疾病防治必将在不久的将来得到较大的改善。

二、血管性痴呆

血管性痴呆（vascular dementia，VD）是指由于脑血管疾病和心血管病变导致脑功能障碍而造成的获得性智能损害综合征，是一种慢性进行性疾病。其发生的原因包括脑内血管因发生病变而导致脑组织缺血、缺氧性或者出血性脑部损害，也可以是颅外大血管及心脏病变，间接影响脑内血管供血不足，导致认知功能发生改变。VD包括七种不同亚型的血管性痴呆，即多发梗死性痴呆、战略梗死性痴呆，丘脑性痴呆、Binswanger病、分水岭区梗死性痴呆、伴皮质下梗死白质脑病的常染色体显性遗传性脑动脉病和出血性痴呆。

（一）病因

血管性痴呆主要是直接或间接导致脑血管壁、管腔或血流动力学改变的病变。

1. 脑血管壁损伤

（1）非遗传性脑血管壁损伤：高龄、高血压、糖尿病、高血脂等是导致脑血管以及全身血管壁病变的常见原因，可引起动脉硬化、大动脉粥样硬化、小动脉玻璃样变，使管腔狭窄甚至闭塞，使供血区缺血坏死。高血压还可导致局部的血管壁变薄，形成粟粒状动脉瘤，造成脑出血，损伤脑组织，引起智能障碍或痴呆。造成中枢神经系统血液循环障碍的原因还有弥漫性的血管炎症，该类血管病主要包括原发性脉管炎。这些疾病的血管壁常伴有血管周围的去神经支配、炎细胞的浸润或结缔组织的增生，多可导致脑血管管腔狭窄、闭塞，进而引起脑部缺血缺氧，引发痴呆。

（2）遗传因素的脑血管壁损伤：① 伴皮质下梗死和白质脑病的常染色体显性遗传性脑动脉病（CADASIL）是一种可导致血管性痴呆的家族性脑血管病，多发于中年人群。CADASIL的临床特征是伴有痴呆的皮质下缺血和类似Binswanger病的白质脑病。该病为常染色体显性遗传，病理表现较为一致，但各家族间存在一定的不同。② 脑淀粉样血管病（CAA）是老年人原发性非创伤性脑实质出血的一种病因。以淀粉样蛋白沉积在皮质和软脑膜血管引起沉积部位脑实质内出血,并出现痴呆为主要临床特征。CAA大多为散发性,其遗传因素一直未被了解,直到冰岛型淀粉样变性遗传性脑出血和荷兰型淀粉样变性遗传性脑出血被发现后,CAA发病的遗传因素方被揭示。是何种因素决定了散发性脑淀粉样血管病变导致出血或缺血改变,还需要进行更多的实验研究,对此问题进行深入探讨。

2. 脑血管管腔病变

血管性痴呆的病因包括缺血性和出血性脑血管病。脑出血类型大概分为三类:硬膜下出血(SDH)、蛛网膜下腔出血(SAH)以及脑实质出血。SDH的原因通常是静脉创伤性的,呈慢性形式。SAH多是动脉性和自发的。通常由先天性动脉瘤破裂引起。脑出血导致VD的主要病理机制有两种。其一,脑实质外的出血对周围脑组织压迫引起局限性或广泛性脑水肿,可导致脑血流量减少;其二,脑实质出血和血肿吸收后会形成囊腔,也可导致出血部位脑组织损害。

VD血管因素方面的病因中,缺血性脑血管病仍然是VD的主体病因。在缺血性脑血管病引发的痴呆中包括两种情况:一是由于较大血管多次缺血性脑梗死所引发的痴呆,如多发梗死性痴呆及战略性部位的单个梗死性痴呆;二是发生在小血管的多发性腔隙性梗死和由于慢性低灌流引起白质脱髓鞘,但不一定伴有明显的脑梗死,如Binswanger病。

3. 血流动力学的改变

在遇到因外伤、上消化道大出血、严重感染、恶性心律失常等导致的休克时不可轻视,应及时恢复脑血流,否则容易导致缺血缺氧性脑病,引发痴呆甚至植物人状态。腹泻脱水、肿瘤、口服避孕药等可导致血液黏稠,也可引发脑梗死和血管性痴呆。

(二)临床表现

VD的主要临床表现有构成痴呆的记忆、执行功能障碍、精神症状和脑损害的局灶症状、体征,其与病损部位、大小及梗死次数有关。VD起病缓急不一,缓慢发病者记忆力减退常为首发症状,伴随情绪不稳、抑郁、哭泣,即所谓"情感失禁",生活与工作能力下降,人格良好。急性发病者常为关键部位或较大面积的病变引起,也可能表现为多次发作相对稳定后,智能突然下降。由血管病引起的脑损害依部位不同而出现相应的神经精神症状,多表现为阶梯式发展，一次一次叠加，直至出现全面智能障碍。

(三) 治疗

目前，主要通过以下六个方面治疗VD。

1. 钙离子拮抗剂

尼莫地平在神经元中是一种较强的钙离子拮抗剂，对调节细胞内钙水平非常有效，能够降低细胞内钙离子浓度，对受伤神经元的再生有促进作用，能维持正常生理功能；可选择性作用于脑血管平滑肌上来使脑血流量增加，由此可以显著地减少由血管痉挛引起的缺血性神经损伤，以此保护、促进记忆；还能够增强衰老动物中枢神经系统的可塑性，提高记忆能力。

2. 脑循环促进剂

脑循环促进剂有麦角碱类药，如喜得镇、尼麦角林；有5-羟色胺受体拮抗剂，如萘呋胺；有α-肾上腺素能受体抑制剂，如活脑灵（Fonzylane，弗斯兰）。它们具有直接扩张脑血管的作用，能改善血液流变性，促进脑部血液循环的己酮可可碱（巡能泰）。这类药能使脑血流量增加，有脑组织细胞的血氧供应得到改善，物质及能量代谢得到改善，从而改善血管性痴呆患者的认知功能，或延缓痴呆进程。

3. 改善脑组织代谢药物

（1）吡咯烷酮衍生物：①增强神经传递。②调节离子流，增加钙、钠内流，减少钾外流。③影响载体介导的离子转运。

（2）丙戊茶碱：又称Propentofylline，PPF，是在1988年上市的一种黄嘌呤衍生物。丙戊茶碱对VD和AD具有良好的安全性和确切的症状改善作用。主要用于脑血管障碍。

（3）爱维治：别名Actovegin，是一种促进细胞代谢剂。主要用于脑血管疾病、脑缺血发作、脑外伤及大脑器质性疾病后遗症、老年性痴呆等。也可用于治疗外周动脉或静脉阻塞性疾病，包括皮肤表现、溃疡形成；皮肤烧伤、放射性损伤；也可用于胃十二指肠溃疡。

（4）施普善：别名脑活素（Cerebrolysin）。主要用于脑血管病、脑动脉硬化、脑外伤后遗症、脑软化、卒中后遗症、大脑发育不全、痴呆或老年性痴呆以及记忆力减退为主要表现的病症等。也可用于颅脑手术后、脑震荡后遗症、顽固性抑郁及癫痫。

4. 作用于神经递质的药物

（1）胆碱能药物：对VD患者的治疗除了改善脑组织供血供氧、改善脑组织的兴奋性外，还要使用能调节神经递质代谢的药物帮助治疗。这类药物包括胆碱酯酶抑制剂、胆碱受体药物和乙酰胆碱释放增强剂。

（2）非胆碱能药物：脑功能衰退的原因除胆碱能神经功能低下外，与其他神经递质的代谢紊乱有关，这些神经递质有很多，如去甲肾上腺素（NE）、多巴胺（DA）、5-羟色胺（5-HT）、γ-氨基丁酸（GABA）和神经肽等。司来吉兰、T-588等都具有抗衰老的作用，因为它们能够影响这些神经递质代谢。AD的脑内乙酰胆碱减少这一事实促使人们研究补充乙酰胆碱前体、抑制胆碱酯酶活性及应用胆碱受体激动剂的方法来进行治疗。

已经发现老年性痴呆脑内缺乏将胆碱转化为乙酰胆碱的酶，额外补充卵磷脂可以帮助产生乙酰胆碱，以使痴呆症状得到改善。

5. 神经保护剂

（1）神经营养因子：神经营养因子（NTF）是靶组织分泌的一组特异性蛋白分子，可以促进和维持神经细胞生长、存活、分化和执行功能。NTF不会刺激细胞分裂对神经元有特异性。目前，研究较多的有神经生长因子（NGF）、神经营养因子以及脑源性神经生长因子（BDNF）。BDNF在神经元缺血、缺氧，神经损伤修复和神经退行性疾病中的作用得到了深入研究。目前认为，BDNF对维持和保护运动神经元存活和生长效果很好，是唯一不断地在中枢神经系统和周围神经组织中表达的神经营养因子。利用神经营养因子治疗脑血管疾病、神经退行性疾病以及痴呆，现在还处于研究阶段。

（2）美金刚：是一种非竞争性N-甲基-D-天门冬氨酸（NMDA）拮抗剂。十余年前，德国已批准用其治疗痴呆。主要功效是阻止氨基酸的兴奋性毒性损伤。美金刚在不同类型痴呆中的临床疗效存在差异，但在治疗VD方面是一种疗效较好的神经保护剂。

用法：口服始量为5mg/d，第二周的口服量是10mg/d，第三周的口服量是15mg/d，第四周加到维持量20mg/d，口服药的一个疗程时间是4个月。服药期间可能会出现头痛、头晕、恶心、兴奋过度、疲劳等症状，比较严重的如不健全的肾功能和患有癫痫的甚至服药后处于朦胧状态者，都必须即刻停止服用此药，以后也要禁止服用。除此之外，在服用此药期间，切记不可同时服用盐酸苯海索。

6.精神症状的对症处理

BPSD 在痴呆患者中的总发生率为 22%～73%，而 90% 的 VD 患者会出现精神和行为症状，包括抑郁、焦虑、幻觉、谵妄、妄想等。一般主张选择精神安定剂治疗 VD 患者出现的特殊行为和精神症状。通常给护理者提供用药指南来处理行为障碍。

（1）抑郁。抗抑郁药物的开发速度快，类别多。目前认为，治疗痴呆患者抑郁症的标准化抗抑郁药主要有三环类抗抑郁药（TAD）、选择性 5-HT 再摄取抑制剂和单胺氧化酶抑制剂。临床上作为 VD 中抗抑郁的首选用药是选择性 5-HT 再摄取抑制剂，主要是因为它不会导致体重增加及无抗组胺、抗 α-肾上腺素及抗胆碱方面的不良反应。选择性 5-HT 再摄取抑制剂，包括百忧解和赛乐特等。临床上较少应用单胺氧化酶抑制剂。

（2）焦虑。选择性的 5-HT 再摄取抑制剂或三环类抗抑郁药比苯二氮䓬类的药物更适用于卒中后焦虑。苯二氮䓬类药物容易产生耐药和依赖。5-HT 再摄取抑制剂或三环类抗抑郁药治疗参见前面抑郁用药。

（3）谵妄。一般谵妄不需要进行特殊的精神病学的治疗，只在较为严重的情况下才适当应用小剂量的丁酰苯类精神抑制药进行治疗，如氟哌啶醇、瑞司哌酮。

（4）其他精神症状。临床研究结果表明，部分 VD 患者会出现睡眠障碍、幻觉、妄想甚至躁狂等精神行为表现。此时，可适当选用小剂量的氟哌啶醇或瑞司哌酮等药物对这部分症状进行对症处理。

第三节 其他疾病

一、正常压力脑积水与认知功能障碍

在一些非进行性脑膜和室管膜等疾病的基础之上，脑积水进行性发展已达到一种稳定的"代偿"状态。它的脑脊液的产生、转运以及吸收过程三者形成了一种动态的平衡，颅压在略高于正常的水平（150～180mmHg）维持。1965

年，Hankim 和 Adam 总结了 3 例类似病例，开创性地提出了"正常压力性脑积水（NPH）"这一概念，描述了这类患者特征性的三联症状，即步态紊乱、神经心理检查异常（痴呆）和括约肌功能障碍（尿失禁），患者脑室有扩大，腰穿压力正常，很多学者也将其称为"慢性脑积水"。

正常压力脑积水与认知功能障碍常与 Alzheimer 病合并存在，且多发生于成年人。目前，对大样本统计下的 NPH 发病率尚无报道，只有两个欧洲的小样本观察报道称，该病占痴呆患者比例在 1%～6%，65 岁以上老年人比例约 0.41%，研究者估计其实际发病率远高于该水平。还有一种特殊类型的 NPH 可能是幼儿期进行性脑积水停止发展的终末阶段，见于大龄儿童或者成人。

本病病理有可能是大脑皮质和皮层下组织萎缩变薄，导致脑室扩大。镜下能够发现神经细胞的大量减少及胶质细胞增生。

（一）病因和发病机制

NPH 属于交通性脑积水，为非阻塞性因素引起，常见的原因是脑膜或者室管膜疾病引起脑脊液循环过程中的吸收障碍，导致脑脊液在脑室系统积聚，压迫脑实质。虽然许多 NPH 是原发性的，但是还有其他一些原因可以导致本病，如脑外伤、蛛网膜下腔出血、颅脑手术、基底动脉扩张症和脑膜炎等。

造成 NPH 相关痴呆的机制有很多，包括皮层和皮层下发生的与 AD 有关的病理改变、压力导致的缺血损伤以及血管病变。有研究认为 NPH 的患者，脑脊液吸收减少，压力增高，导致脑脊液生成和转运降低，β-Amyloid（Aβ）在脑脊液中积聚，最终导致类似 AD 的痴呆综合征。由于临床二者的明显差别，这种观点需要进一步的证据。

就目前看来，对本病发生的解释有两种理论。其一是将它归为由于脑脊液吸收存在障碍所导致的交通性脑积水类。其二是由于室周脑白质缺血性损伤造成的室壁功能减弱。两者皆导致脑室扩大，周围的脑白质外扩。脑室扩张和脑实质的萎缩会引起二者之间的剪切力，从而造成放射冠白质纤维受到损害。容积与压力改变亦会对脑脊液流动产生影响。持续的脑室扩张作用与异常脑压都会造成皮层以及皮层下结构的损伤。

（二）临床表现

临床上，本病主要表现为步态不稳、尿便失禁及神经心理损害联合症状。痴呆在其中最为突出，表现为有轻到重度的认知下降和记忆力受损。此外，常见症状有严重的梦幻状态、疲劳、情感不稳,有轻度的记忆力损害,也有类Korsakoff综合征等重度情形。其他异常还包括缄默、少动、紧张。更为少见的还有快速情绪转换、去抑制状态、易具攻击性、幻觉、妄想和抑郁状态等症状。

NPH表现出来的步态不稳,经典观点将其归咎于"精神性失用",或者皮层指导运动不充分。最近的一些观察显示,其非常相似于Parkinson病:步态较缓、抬步较低、躯体前倾弯曲与转身很慢,不是皮层运动紊乱。上述描述加上运动徐缓、僵硬、少动、震颤等,再附加进一步检查就能够帮助推测病因与病理机制。

(三)治疗

1.脑室引流

本病目前主要采取的治疗方法是脑室引流。常见术式有脑室–腹腔和脑室–上腔静脉引流两种。腰穿汲取20~30mL脑脊液一般可较好地改善临床症状和步态紊乱,且可以持续数日。大部分研究显示:分流术在改善某些个体的步态紊乱和尿失禁虽较显著,但对痴呆状态改善有限。"脑积水痴呆"和"可治愈的痴呆"会给人一种通过分流术可以治愈本病的误解。学者Savolainen之前做过研究,有72%的患者在随访分流术患者的5年时间里,主观明显得到改善;分别有57%和58%患者的尿失禁和步态紊乱得到改善,但神经心理学检查没有任何改善。疗效存在的差异,初步分析是步态不稳和尿失禁与痴呆的形成机制不同,前者是脑室扩大损害了相关白质,而痴呆是对脑脊液中毒性物质的清除降低,皮层和边缘叶受到了损害。NPH是一种皮质下性痴呆,因而推断与皮质下白质损害相关。

2.药物治疗

常用的是小剂量的乙酰唑胺,250mg,1次/d,对NPH有一定疗效。传统医学的针灸治疗对NPH也有一定效果。

二、颅脑外伤与认知功能障碍

颅脑外伤是由于外部因素造成的头颅及其内的脑及相关组织损伤,约占痴呆发生比例的2%。脑外伤后短期内会导致急性神经功能缺损,远期则主要以神经–精神障碍为主,包括痴呆和行为、性格以及精神状态等改变。应注意区分急性期的意识障碍(包括脑干损害和全身系统因素造成的神经–精神障碍)

和颅脑损伤后持续的神经-精神障碍。

1960年制订的"急性闭合性颅脑损伤分型"认可度较高,其按照昏迷时间、阳性体征、生命体征将颅脑损伤程度分为轻、中、重3型。

(一)脑外伤和痴呆的关系

脑外伤造成的神经功能障碍很普遍,且形式各样,其中以痴呆最为严重。各种脑外伤晚期阶段都可能出现痴呆等认知功能下降的情况。

脑外伤愈后影响明显的因素有三个:严重程度、昏迷时间和损伤部位。轻度的智能障碍,经治疗后多数可得到恢复或改善。若患者发生重度损伤或昏迷时间较长,会增加精神障碍、智能障碍、联想障碍和行为障碍发生的概率。狂躁型是重度外伤所致的各型精神障碍中最为常见的。额叶和颞叶若发生损伤容易出现精神障碍,在颞叶处更加明显。左侧额颞叶若发生损伤很有可能引起严重语言和智能障碍。

脑外伤后根据特点可将精神障碍分为五种类型:① 情感障碍:表现为情绪不稳、焦虑不安、喜怒无常、产生欣快感或恐惧感。② 行为障碍:表现为暴力倾向、行为放荡、无羞耻心和随地大小便。③ 感知障碍:表现为视幻觉、听幻觉和味幻觉能力不足。④ 思维逻辑障碍:表现为思维不集中、逻辑性差。⑤ 痴呆症候群:表现为目光呆滞、反应迟缓、智能偏低以及体态僵化等。脑外伤后神经-精神状态的影响因素太多,在实际过程中要注意评价这些症状的时程、采用的方法以及重视脑外伤后遗症和抑郁症状叠加等问题。

脑外伤中对老年人智力影响最大的是实质性脑损害,智力障碍明显,而受病情长短影响不大。伴有意识丧失的头外伤病史和痴呆发生显著性相关。脑外伤和散发性痴呆相关,不受家族性痴呆影响。

显而易见,脑外伤会增加老年痴呆发生的危险性。在脑外伤和随后发生的痴呆关系研究中,研究人员高度重视ApoE ε4等位基因以及脑脊液和脑实质中与AD相关的合Amyloid积聚和tau病理。在ApoE ε4等位基因携带者中更加容易出现痴呆和亚临床痴呆,其他一些精神紊乱则与不带有ApoE ε4等位基因的患者没有差异。

(二)治疗

在治疗创伤后痴呆的过程中,要积极正确及时地处理创伤,避免大脑继发性损伤因素的出现或降低其程度。

（1）多奈哌齐在治疗脑外伤后记忆障碍方面有效性和安全性显著。

（2）及时选择适应证做血肿的清除与脑室腹腔分流手术对慢性硬膜下血肿和正常颅压性脑积水的处理非常重要，可降低继发于它们的智能下降。

（3）用针刺法治疗脑外伤后精神障碍效果良好，不仅能够显著提高脑外伤患者的 MMSE 评分，还可以改善听觉诱发电位 P300。猜测其机制可能是：针刺能够提高大脑皮质兴奋度，提高病理抑制状态下的下丘脑兴奋性，促进脑部血液循环，改善脑组织缺氧状态。

在治疗上对原发颅脑损伤治疗和预防智能障碍的一般治疗及系统性心理治疗应同时进行。心理治疗可以减轻患者的恐惧感和神经心理异常。若是由交通事故引起的脑外伤，还应解决好伤残鉴定和赔偿问题，避免对患者心理状态与行为造成不必要的影响。

三、脑肿瘤与认知功能障碍

颅内肿瘤包括原发性肿瘤（来源于颅内各种组织）以及继发性肿瘤（身体其他部位转移来）。分化较好的肿瘤的占位效应和分化不良的恶性肿瘤直接对脑组织的浸润生长产生的破坏，都会对脑的基本功能包括脑认知状态的改变甚至对患者的愈后造成不良的影响。有些肿瘤患者的临床特征都是认知下降和进行性发展的痴呆状态，虽然他们所患肿瘤与脑内结构损害不相关。对肿瘤的治疗目前有很多方法：手术、放化疗、免疫治疗等。临床试验证明，无论哪种治疗方法都会对患者的神经心理造成一定影响，尤其是全脑放射治疗会对认知产生不良作用。

下面将从脑肿瘤、边缘性脑炎（副肿瘤综合征神经系统表现）和肿瘤治疗这三个方面来讨论脑肿瘤与神经认知障碍间的关系。

（一）肿瘤本身对认知的影响

有报道称，颅内肿瘤引起的痴呆占痴呆发生的相对频率是5%，且随着脑肿瘤部位不同，精神症状和痴呆出现的频率和程度也不同，其中以额叶、丘脑和颞叶肿瘤精神症状和痴呆最为频繁。

左右侧颅内肿瘤对图片和词语识别记忆能力有不同的影响。一般来说，大脑在处理图片识别记忆时需要双侧半球参与，而左侧半球更擅长处理词语记忆识别。然而，Goldstein 和其同事在对左右侧颅内肿瘤对图片和词语识别记忆力产生的影响调查后发现，不同组别患者之间在图片识别方面差异显著，左侧半球病变患者的平均反应时间比右侧病变患者明显减慢。这一结果预示着图片识别同样更多地需要左侧半球参与。对颞叶损伤的研究结果也支持左侧半球在词语记忆中的主导作用，且可能因为左侧颞叶参与视觉特征的维持和编码，研究者观察到左侧颞叶损伤会损害患者的命名和图片回忆。有研究则观察到右侧半球同样具有该功能。

情感调控障碍极易在小脑蚓部损害的患者中出现，包括易怒、冲动、失抑症、孤独症和情感善变等状况。小脑蚓部损害一般分两种：术后缄默和行为学异常。有些患者在小脑中线结构手术后曾出现过短暂缄默、情感不稳、淡漠等，这恰好证实了小脑与情感调节的关系。接受认知检查的患者年龄越小，其受损越不明显。这反映了小脑肿瘤患者的年龄和神经心理检查的结果有一定的相关及神经可塑性。颅内放疗儿童的远期认知损害模式恰与这种认知下降模式相反，前者提示了和放射治疗有关的可能性。

儿童常见后颅凹肿瘤有纤维性星形细胞瘤。对其术后远期认知损害的长期随访很少，在一些零星的报道中有：注意力下降、执行功能降低、阅读和拼写困难、操作记忆力下降以及视空间能力下降。Aarsen曾与同事对儿童小脑纤维性星形细胞瘤手术后进行过长期随访，在系统地观察了神经心理和行为功能的变化后他发现一个现象：有些患者虽然没有接受过放化疗，也同样表现出不同程度的运用不能、运动忽视、构音障碍及执行功能、注意力、视空间技能、记忆力等下降的情况。但缺乏确定的神经认知损害模式，手术前脑积水程度和视空间技能之间显著相关。

小脑半球肿瘤不同，对认知和记忆的影响也不同。Riva对儿童小脑肿瘤认知情况的研究结果表明，右侧半球肿瘤影响听力记忆和语言处理功能，而左侧半球肿瘤患者多表现为视空间记忆缺陷。常染色体显性遗传性疾病中有一种叫作神经纤维瘤病1型，该病型常常伴有一定程度的认知损害。在合并发生脑肿瘤的患者中，认知损害的程度差异较小。

（二）边缘性脑炎与认知障碍

遗忘综合征或者带有情感障碍的精神错乱（抑郁、焦虑和感情脆弱）是边缘性脑炎比较典型的表现形式，起病多呈亚急性。神经心理缺陷主要为短期顺行性遗忘、患者常对自身疾病不重视、交谈过度以及出现Kluver-Bucy综合征。

边缘性脑炎（副肿瘤神经系统综合征）在燕麦细胞肺癌中较为常见，是和许多系统肿瘤都相关的副肿瘤综合征的一种。有个案报道，在消化道和卵巢肿瘤中也有见到。中枢神经系统原发性脑肿瘤会引起边缘性脑炎，此类肿瘤呈弥漫状地浸润 CNS 包括边缘系统在内的许多结构，最常见于低度恶性的星形细胞瘤间，CT 扫描难以捕捉。肿瘤组织呈轻微而广泛的浸润生长，没有局灶占位效应发生。

最近有报道表明：边缘性脑炎与电压门控性钠通道（VGKC）抗体相关，区别于单纯疱疹病毒性脑炎和副肿瘤综合征。从升高的 VGKC 抗体和对免疫抑制稳定的临床效果看，本病的病因属于自体免疫。VGKC 抗体与神经肌强直和 Morvan 综合征明确相关，及时进行免疫抑制治疗可增强恢复效果，并且能够阻止快速的脑萎缩远期发病率。最近研究表明，抗脑-睾丸-肿瘤特异性抗原家族新成员 Ma 蛋白，是一种和副肿瘤边缘性脑干脑炎相关的神经元蛋白。Sutton 研究证明，Ma 蛋白的正常表达不仅局限于大脑和睾丸，而且表达于乳腺癌并发边缘性脑炎的患者当中。

T_2 相或者 Flair 相单侧或双侧颞叶内侧高信号是边缘性脑炎 MRI 最常见的异常，应当注意和单纯海马硬化以及单纯疱疹病毒脑炎后颞叶内侧信号增高影像学加以鉴别。

中老年人出现亚急性进行性痴呆伴随各种各样的神经系统症状，尤其是表现为小脑变性的症状时，应做边缘性脑炎的诊断。切除原发灶是解决的最好方法，还可采取免疫抑制治疗和激素疗方法，但各种治疗对边缘性脑炎的效果均不理想。

（三）肿瘤治疗措施和认知的关系

放射治疗作为部分脑肿瘤唯一有效的治疗方法，临床已经广泛应用，但该方法通常会降低患者的认知水平。报道在对其进行说明时并不一致，有的说明各种放疗方法会造成肿瘤患者认知下降，也有少数称放疗对认知影响并不明显。

一些前瞻性的纵向研究在直接观察部分脑放疗对认知的影响后发现：在对一组低度恶性原发性脑肿瘤放疗进行观察时，会发现放疗停止之后的数周到数月里患者口头记忆能力出现短暂下降，1 年时回弹到基础水平，2 年时发生"晚期延迟"下降。

一项针对低度恶性脑肿瘤放疗的前瞻性研究显示：6个月时患者认知下降最显著，1年时回弹。这主要表现在反应时间的差异而非口头记忆力的下降。放疗初期的2年时间里，进行部分脑放疗的脑肿瘤患者的认知下降与肿瘤关系密切而非放疗。

有个案在报道放射治疗边缘性脑炎对患者记忆和认知的影响时甚至得出了相反的结论。患者的症状在边缘性脑炎表现为单纯性顺行性遗忘，没有海马结构异常时有消失的可能，但当超出了严重顺行性健忘的认知缺陷且MRI显示颞叶内侧结构异常时不易消失。

患者手术时年龄、手术后的随访时间和手术损伤的小脑体积等无法帮助我们预示其认知恢复的程度。Konczak等人研究后发现：只有接受放疗或化疗的患者才会出现视觉范围的记忆损害，而不影响数字范围记忆。这和之前研究所证实的放化疗会致使全面认知下降相同。小脑急性损伤表现认知障碍一般都是短暂的，小脑肿瘤手术后没有接受放化疗的儿童的操作记忆没有受损。

手术入路也会影响患者认知。Peace等在观察手术组患者的经额和经蝶骨手术切除，包括以非手术手段治疗垂体瘤患者的认知（注意力、记忆力和执行功能）障碍差异时发现，在对约有12经额、13经蝶骨、14非手术垂体瘤患者进行神经心理检查时，其得分会比正常对照组低5%～10%。作为对照的非手术组患者，他们只在高级认知任务检查时有异常。经额组在手术组中认知障碍更为严重。

四、癫痫与认知功能障碍

现代神经病学认为，大脑的某种进行性疾病导致的记忆力障碍和其他智能受损会导致痴呆。Cummings和Benson强调痴呆的基本特点是获得性和持续性智能损害，且强调了智能缺损的时限性。智能缺损在几小时、几天甚至几周内，诊断为意识障碍或感知障碍更合适，持续超过几个月则应考虑诊断为痴呆。

人们日益重视痴呆和癫痫这两个神经系统常见病之间的互为因果关系，在临床上有时较难做出正确判断。二者有时有着相同的病因基础和病理基础，这加深了二者的微妙关系。有些基础疾病、癫痫反复发作以及一些癫痫治疗药物会导致癫痫发生，同样可以造成智能障碍或者痴呆。

（一）癫痫与认知障碍之间的关系

测试癫痫患者神经心理和体感刺激诱发事件的相关电位，可以发现癫痫患者存在不同程度的智能与记忆方面的障碍。同对照组比较，他们的认知电位 P300 潜伏期延长与波幅降低均比较明显，总智商和记忆力比正常人低，P300 的异常率显著提升。

部分癫痫在发病时主要表现为痴呆症状。从报道中发现，迟发性精神障碍型癫痫首次发病的症状和痴呆类似：精神活动不足，记忆力、计算力及综合、判断、注意、思维等这些心理过程皆降低。

智能减退的患者常伴有癫痫病。在判断是否为原发性癫痫时须与患者的智能状态、毛发皮肤等其他系统表现、是否合并癫痫综合征以及发病的年龄和家族史等结合起来确定。癫痫性痴呆这个词不严谨，早期合并智能障碍一般都会提示是否有原发性癫痫的可能而非一定是痴呆。

癫痫和痴呆病因基础相同。痴呆病因中：可逆性痴呆代谢病 0~70%、阻塞性脑积水 1%~8%、感染 1%~4%、中毒 1%~8%、硬膜下血肿 1%~2%、新生物 1%~8%。老年性癫痫中脑卒中是最常见的原因。老年性癫痫中脑梗死、脑肿瘤、颅内感染、全身代谢紊乱和大脑手术等原因都会导致痴呆。

（二）癫痫对认知功能的影响

癫痫患者会因神经结构和神经功能受损而致使智力下降。社会环境因素、交流困难、内在心理障碍等可以影响患者的学习、记忆过程而导致患者在学习知识、记忆存取和经验获得方面最终引发智能障碍。

癫痫患者智能和记忆障碍表现在以下几个方面：抽象概括能力、理解及词汇表达能力、思维和观察力降低；数字符号、木块图形及图形拼凑方面能力的降低，运动速度减慢、结构综合能力和抽象空间综合能力有所减退，视觉分析方面的能力降低；指向记忆、联想学习、图形自由回忆及人像特点联系回忆方面的成绩下降显著，而无意义图形的再认能力同正常人差别小。癫痫患者记忆障碍的主要特点是主动回忆比较困难，而再认方面的障碍不显著。

1. 遗传代谢性疾病和癫痫发作的遗传因素与智能障碍三者的关系

遗传代谢性疾病、癫痫发作和智能障碍三者难以分割、联系密切。遗传代谢性疾病多因基因突变导致体内某种代谢酶缺乏，使代谢产物或者酶底物在组织细胞中堆积。与此同时，神经系统代谢旺盛会加重堆积物对神经系统造成的影响。遗传代谢性疾病在婴幼儿和青少年期发生频率较多,症状大部分是进行性智能减退及各类癫痫发作。有的学者将在后天表露出智能障碍的疾病称作痴呆,而且其中大多数病程中癫痫发作形式很多,以全面强直-阵挛发作和肌阵挛癫痫最多。

2. 癫痫发作对认知的影响

（1）发病年龄、发作频率、发作时程对认知的影响：年龄越小，病程越长，越频繁发作的癫痫患者越会存在智能障碍。

癫痫发病越早越容易出现智力障碍，越小损害越严重，尤其是语言功能。青少年癫痫智能障碍以 7~12 岁降低最为明显，其中抽象思维能力、注意力、空间知觉能力、观察力、理解力等受影响最为明显。儿童和成年人在认知功能障碍上存在差异：成年人主要表现为词语理解、抽象思维、逻辑推理、计算能力、组织分析能力的减退，儿童则是知识的广度和长时记忆、推理与想象力、联想与概括综合能力、后天教育与学习能力、社会判断能力的下降。

发作年龄早、发作频率高、使用的抗癫痫药物多的顽固性发作患者，相比良性发作的对照组在词语记忆和命名方面的缺陷更加明显。患者趋向于 IQ 得分低和延迟回忆，一般记忆方面存在缺陷。频发组患者较非复发组在智商、记忆障碍的发生率及 P300 的异常率均有所升高。

此外，病程越长，总智商、语言智商和操作智商越低下，在病程为 10 年时达到最高峰。还有一些研究发现：患者患有 15 年以上病程的，智能与记忆障碍发生率会增高；P300 异常率与病程呈显著正相关。

（2）癫痫发作类型和智能障碍之间的关系：在各类癫痫中，失神发作合并智力障碍者中发作最少；其后依次为强直-阵挛发作、强直-阵挛发作合并失神，精神运动性发作是智力障碍中最为严重的。原发癫痫患者 IQ 明显高于症状性癫痫，而症状性癫痫中 37% 的患者 IQ 会进一步下降。癫痫综合征中，90% 的婴儿痉挛症会存在智力障碍，其中有 34% 为 Lennox-Gastaut 综合征合并智力障碍者，17% 为肌阵挛患者。

癫痫发作会导致患者出现数小时至数天的认知功能下降，其类型有发作后认知功能损害和发作间期认知功能损害。复杂部分性发作和由部分性发作继发的全身强直-阵挛发作容易引起认知功能损害，后者损害性更为严重。

亚临床发作也会造成认知功能方面的障碍。脑电图改变的严重程度越高，其智商损害越大，尤其在全部导联呈现爆发样癫痫放电时可能会带来诸如认知短暂或持久的不良影响。抗癫痫药物治疗可以通过控制癫痫样异常放电以改善这类亚临床的癫痫样爆发患者的认知功能。

癫痫患者在智能损害上具有一定程度的选择性，特别在韦氏智力检查的算术、相似、填图、木块图等分测验模块的得分会明显降低。患者在数字推理、抽象概括、理解表达、记忆力、运动速度、结构与空间综合技能、注意力、视觉分辨等方面的能力受到的影响比较显著。此差异或与影响智能的因素、癫痫的类型、点燃病灶的位置有一定关系。颞叶癫痫患者在智能损害上的表现为带有偏侧性的记忆缺陷。

记忆缺陷出现在各种程度的颞叶癫痫的患者，特别是伴有海马萎缩者。经典特异性记忆模型曾预示，左侧海马对词语记忆产生影响，右侧海马对视觉记忆产生影响。癫痫发作、海马硬化与记忆障碍分别是独立相关的。其中，海马硬化不依赖于癫痫发作而对记忆有独立的损害，频繁发作时会对记忆障碍造成明显损害。一生中没有发作或较少发作没有任何症状的 HA 个体也会在神经心理学检查时显现出记忆损伤。另有文献称，中央颞叶癫痫综合征对智力、学习、语言和视空间技能等认知功能造成普遍损害而不会明显地对其他如注意力、执行功能认知功能造成损害。特异性记忆损伤与词语记忆障碍同左侧中央颞叶癫痫相关。直接比较颞叶癫痫和额叶癫痫的认知功能下降时可以发现，颞叶癫痫与认知速度和注意力下降有关，额叶癫痫与运动规划和反应抑制有关。

认知受损与行为异常情况在原发性全身强直-阵挛发作和肌阵挛发作癫痫患儿的身上较为显著。在对这些患儿使用韦氏智力测量表调查患儿智力结构、个性和行为特征的影响时发现，患儿在语言智商、操作智商及总智商方面明显比对照组低，在操作这一块中的填图亚项没有异常，而在其余亚项和语言部分的得分降低较明显。从上面的具体情况得出：癫痫患儿注意力、记忆力、心算、概括、判断、眼手协调、想象力、解决问题等能力都会受到影响。主要存在的行为问题有攻击性、多动、社交退缩、分裂症样症状以及抑郁。

发作类型、发作频率、年龄因素和发作时程对智能损害的具体机制还不是很清楚。大多数研究者认为：发病年龄越早，发作越频繁；每次发作持续时间越长，病程越长；多种发作类型合并遗传性癫痫者，智能下降更严重。

3.抗癫痫药物对智能的影响

药物是引起认知障碍的原因之一。由于抗癫痫药物的长期性和特殊作用，主要损害患者的注意力、警觉性、心理运动速度等认知方面。抗癫痫药物对认知功能造成损害的原因可能与其增强了 γ-氨基丁酸对神经传导的抑制作用有关。它通过抑制大脑前部区域的功能起作用。药物引起的智能下降在一定程度上都具有可逆性，其程度主要取决于药物对神经系统损害的严重性和时间长度。

抗癫痫药物不同，认知的作用也不同。TPM低剂量起始，缓慢加量能降低其对认知功能的影响。苯妥英钠配合叶酸制剂治疗癫痫能改善和预防认知功能下降。

目前，癫痫治疗多采用多种药物联合的形式。多药治疗可以导致严重的认知功能障碍，影响到注意力、记忆力、心理速度和运动速度。同时，使用三种药物相比使用两种药物会明显延长P300潜伏期，降低波幅。单药对治疗损害最轻，且不会明显延长P300的潜伏期。多药联合治疗后调整为单药治疗的患者可改善认知功能方面的损害。临床上要根据发作类型，使用对认知影响小的药物，避免过多药联合应用。

第五章 老年认知功能障碍的筛查与诊断

第一节 老年认知功能障碍的筛查与诊断原则

一、老年人认知功能障碍的筛查与评估流程

老年人 MCI 的筛查和评估流程如图 5-1 所示。

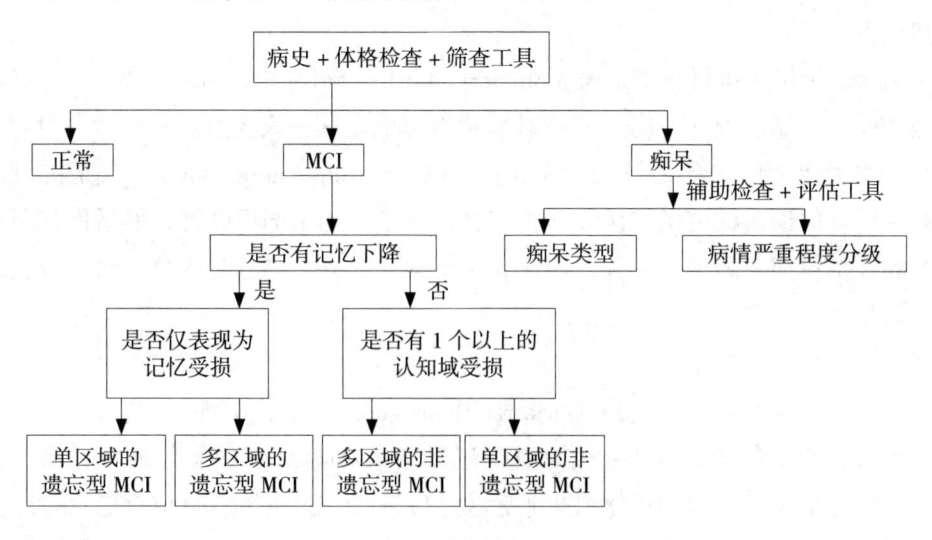

图 5-1 老年人 MCI 的筛查和评估流程

二、老年认知功能障碍的诊断原则

神经心理检查是对病患认知功能的客观评价，有助于确立认知障碍的诊断，明确认知障碍的特征，还可以监测认知功能的变化。诊断认知功能障碍不能以单纯神经心理评估评判，应结合临床方面进行全面分析。根据评估目的、检查对象、检测的功能，选择适宜量表，包括日常生活、社会功能、精神行为症状和认知功能等评估工具。

1. 认知功能评估

（1）简易精神状态检查量表（Mini-Mental State Examination，MMSE）。它是国内外应用最广的认知筛查量表，对MCI不够敏感，总分是30分。识别痴呆的划界分为文盲组≤17分、小学组≤20分、中学或以上组≤24分。

（2）蒙特利尔认知评估量表（Montreal cognitive assessment scale，MoCA）。它是常用的认知筛查量表，对MCI和痴呆的敏感性和特异性较高，文盲与低教育水平老人的适用性差是其缺点，总分是30分，22~26分是痴呆划界分。

（3）痴呆自评8项问卷（Ascertain Dementia 8 questionnaire，AD8）。它常用作知情者评估，是一种用于识别早期痴呆的简单敏感的筛查工具，2分是认知损害的界限分。

（4）记忆与执行筛查量表（Memory and Executive Screening，MES）。满分是100分，75分是划界分，不受教育程度影响是其一大优点。

（5）迷你认知评估量表（mini cognitive testing，mini-Cog）。它是一种简短的适合门诊初筛使用的认知筛查工具，学习3个单词后画钟，然后回忆所学习的3个单词，画钟占2分，回忆3个单词占3分，满分是5分，≤3分就表示认知功能受损。

2. 精神行为症状

（1）老年抑郁量表（the Geriatric Depression Scale，GDS）。这一量表涵盖老年人抑郁的特征，能够更加敏感地检查老年抑郁患者的躯体症状，易于操作。满分是30分，≤10分无抑郁症状，11~20分可能有抑郁症状，≥21分为肯定有抑郁症状。

（2）日常和社会功能。日常生活能力量表（Activity of Daily Living，ADL）共有14项，包括工具性和日常性生活能力量表两部分，满分是64分，≤16

分是完全正常,≥16分有不同程度的功能下降。

(3)神经精神症状问卷(the neuropsychiatric inventory,NPI)。它是可以评估患者行为障碍的知情者问卷,主要对痴呆患者10种常见的异常行为严重程度及频率进行评估。

3. 辅助检查

(1)常规体液检查。其包括血液中血常规、电解质、红细胞沉降率、血糖、肝肾功能、同型半胱氨酸、甲状腺功能、B族维生素、叶酸、梅毒和人类免疫缺陷病毒(HIV)等检测。有条件者可以进一步检测脑组织活检、脑脊液常规、Aβ42检测、基因检测、生化、细胞学、Tau蛋白等。

(2)神经影像学检查。常规情况下,可做头部MRI检查,包括冠状位海马扫描,若条件限制,也可选择CT扫描。有条件者可进一步进行单光子放射计算机断层成像(SPECT)、正电子发射型断层成像(PET)检查。

第二节 老年认知功能障碍的临床问诊

一、临床问诊思路

(1)时间。明确症状出现的时间非常重要,是急性发作,还是慢性病程中急性加重或症状逐渐出现。

(2)认知功能方面出现问题,如记忆、语言、计算、注意力、逻辑思维、定向、判断、视空间觉及执行能力,是否影响日常生活能力。

(3)伴随症状。是否有行动迟缓、震颤、幻觉、晕厥、跌倒等鉴别诊断的症状;是否伴有肢体无力、吞咽困难、复视、头晕、言语不利等其他脑血管病症状及体征。

(4)症状发展进程,如起病即达高峰之后好转、逐步进展或阶梯样进展。

(5)既往有无脑血管病史、外伤史、肿瘤病史、脑炎病史,家族中是否有轻度认知功能障碍与痴呆病史;有无脑血管病史、冠心病、房颤、高血压、糖尿病、高脂血症等脑血管病危险因素。

二、病史采集

在门诊筛查或者认知筛查的所有活动中发现可能存在认知障碍的患者时,应进行详细、全面的病史采集。患者多伴有记忆力或其他认知功能的下降,因此在询问患者的同时,应向家属或知情者获取必要的信息。病史采集内容应包括以下三部分:认知障碍、生活能力、可能造成疾病的因素或诱发因素及常伴随诱发因素的疾病。

1. 现病史采集

应详细采集认知障碍的起病时间、起病形式、具体表现,并全面了解各认知域的损害情况、病程进展及诊治经过和转归;认知障碍是否对日常能力和社会交往产生影响;是否伴有精神和行为等症状,精神行为症状的具体表现是哪些,如抑郁、焦虑、行为及人格改变以及发生认知障碍的次序;可能诱发认知障碍的因素或事件;伴随的肢体功能异常或其他系统疾病的症状体征。

MCI 的病因可以从 MCI 起病和病情发展模式、认知损害特征、伴随的体征获得提示。血管性和感染性疾病导致的 MCI 为急性起病,常伴有神经系统局灶体征,急性期过后认知有一定改善,然后处于平台期,如原发病反复,认知障碍可呈阶梯样进展。变性 MCI 起病隐袭,可持续进展,病史中一般无可能导致认知障碍的已知疾病,常无神经系统局灶体征或选择性累及某一系统(以锥体外系常见)。中毒性和系统性疾病导致的认知障碍多亚急性起病,认知障碍随原发疾病波动,而且伴有其他系统的症状体征。

2. 既往史采集

患者既往病史的采集应全面、详细,而且要特别注意询问是否有可能导致认知障碍的疾病或诱发因素,如脑炎、帕金森病、脑血管病、癫痫、脑外伤、长期腹泻或营养不良(维生素缺乏)、肝肾功能不全、甲状腺功能障碍、输血或冶游史、CO 中毒、酗酒、药物滥用、血管风险(如糖尿病和高血压)、抑郁、睡眠呼吸障碍等,为认知障碍病因诊断提供依据。除此之外,还应注意询问患者儿时的智力发育情况,精神发育迟滞应除外。

对于知情者,应选择熟悉患者病情并与其共同生活的亲属或朋友。患者本人可能存在认知损害及自知力缺乏,因此病史应尽可能地获得知情者证实或补充。研究发现,根据知情者提供信息完成的量表,如老年认知减退知情者问卷

（Informant Questonnaire on Cognitive Decline in the Elderly，IQCODE）对 MCI 的筛选具有较高的参考价值，区分正常老年人和 MCI 的准确率为 79.9%。

三、体格检查

疑似 MCI 的患者需进行详细的体格检查（一般体格检查和神经系统检查），目的主要在于协助诊断及明确病因。

神经系统查体应包括意识、高级皮质功能初步检查（理解力、定向力、远近记忆力、计算力、判断力等）、脑神经、运动系统（肌容积、肌张力、肌力、不自主运动、共济、步态）、感觉系统（浅感觉、深感觉、复合感觉）、反射（浅反射、深反射、病理反射）和脑膜刺激征等。

不同病因的 MCI 伴随的神经系统体征不同：神经系统变性病导致的皮质性 MCT（如阿尔茨海默病、额颞叶变性）早期不出现躯体性症状体征；神经系统变性病导致的皮质下性 MCI（如帕金森病、进行性核上性麻痹、路易体痴呆）早期即可出现锥体外系症状体征（运动减少、肌张力增高、震颤等）；脑血管病和其他脑部疾病导致的 MCI（如多发性硬化、肿瘤、外伤等）多有神经系统局灶体征（包括中枢性面舌瘫、肢体瘫痪、腱反射活跃、病理反射等）；中毒性疾病（如慢性酒精性中毒、有机物中毒）和代谢性疾病（如维生素 B_{12} 缺乏等）可伴有多发性周围神经病。

一般在体包括心率、呼吸、血压、面容、皮肤黏膜、头颅、颈部、心脏、肺脏、肝脏、脾脏、四肢及关节等。系统性疾病（肝肾功能不全、营养代谢疾病、心血管疾病、睡眠呼吸障碍等）、中毒等导致的 MCI 常伴有其他系统症状体征：甲状腺功能低下引起的认知障碍常伴有怕冷、体温低、心率慢等代谢症状和甲状腺增大等体征；维生素 B_{12} 缺乏常伴有巨细胞贫血、舌炎等；酒精中毒常出现营养不良和酒精性肝硬化等。

有些体格检查可以协助早期识别 MCI 及预测 MCI 进展，如步态、嗅觉、听力检查等。近期有大量针对步态与认知功能进行的研究，希望将步态障碍作为早期识别 MCI 并预测其进展的一种简便无创的生物标志物。MCI 患者步态障碍多表现为起步困难、步态缓慢、步幅小、易跌倒等。Verghese 等提出运动风险综合征、存在步态缓慢（比同年的性别下降 1 个标准差）合并有认知功能下降主诉的综合征。运动风险综合征人群认知功能下降的风险比为 2.0，患痴呆风险比为 1.9。更有前瞻性研究发现，基线步态缓慢的人群认知功能下降明显，提示步态速度可能作为早期识别认知功能下降的一种简便无创的生物标志物。除步态外，嗅觉、听力也可能与认知功能相关。嗅觉检查包括对气味的察觉、区分不同的气味、对气味的识别和对气味的记忆测试。大量研究表明，嗅觉识别障碍在 MCI 中很常见。在 aMCI 患者中，嗅觉障碍（气味察觉、区别、识别测试）可能预示 aMCI 向 AD 转化，敏感性 92.3%，特异性 75%。在神经内科查体中，常用的听力测试为表声检查法、音叉检查法等。在有关听力下降与认知功能之间关系的相关研究中，听力测试多应用纯音听力测试，以电子纯音听力计施加倍频程频率纯音检测受试耳听阈。有证据表明，听力下降与认知功能下降有一定的相关性。基线听力受损人群出现认知功能障碍的风险比为 1.24，且认知功能下降程度和认知功能障碍风险与基线听力受损的严重程度是线性相关。

第三节　老年认知功能障碍的辅助检查

一、实验室检查

实验室体液检查对 MCI 的病因诊断和鉴别诊断具有重要作用。

（一）血液检查

代谢、感染、中毒等因素可导致认知障碍，相关检查可帮助诊断。对伴有意识错乱、发展迅速或者症状不典型的患者，血液检测可能为病因诊断提供重要的参考。MCI 患者血液检测目的：①揭示 MCI 的病因；②发现潜在的危险因素；③发现潜在的伴随疾病或并发症。

欧洲"AD 和其他痴呆疾病指南"建议对所有首次就诊的痴呆患者进行血液学检查（血沉、全血细胞计数、电解质、血钙、血糖、肝肾功能和甲状腺素水平）以揭示痴呆的病因或伴随疾病，有些患者还需要更进一步的检测，如维生素 B_{12}、梅毒血清学检测、艾滋病相关检测。对 MCI 患者可以借鉴，也可以根据临床提示进行选择性检查。

（二）脑脊液检查

脑脊液中 Tau 蛋白能够反映脑内神经元和轴索变性，Aβ42 降低说明了类淀粉蛋白的沉积，两点都与 AD 的特征性病理变化有关。医学研究发现，MCI 患者的这 2 项指标介于 AD 和正常对照之间，88% 的 MCI 患者脑脊液 Tau 蛋白增加，Aβ42 降低，基线期和随访期这一变化持续存在。

脑脊液中 Tau 蛋白增加和 Aβ42 降低是预示遗忘性 MCI 病情进展或向 AD 转化的指标。通过多中心大样本的研究发现，与稳定的 MCI 相比，发展成 AD 的 MCI 患者的平均 Aβ42 水平低，总 Tau 蛋白水平高，两个指标联合预示转化的敏感度和特异度分别为 83% 和 72%，即 MCI 患者脑脊液中 Aβ42 降低及 Tau 蛋白升高同时出现，其进展为 AD 的可能性极大。

MCI 患者 Aβ 脑组织沉积，最先出现异常，其可通过脑脊液或 PET 技术检测出来，从 Aβ 过度沉积到出现临床症状可间隔 10 年。

遗忘性 MCI 患者 CSF 中不仅 Tau 蛋白总量增高，异常磷酸化的 Tau 蛋白也高于对照，荟萃分析发现脑脊液异常磷酸化 Tau 蛋白是诊断 MCI 的有效指标，对区别正常对照和 MCI 的特异度和敏感度分别为 79.6% 和 83.9%，对预示 MCI 进展的特异度和敏感度分别为 65.3% 和 81.1%。

值得注意的是，Aβ42 水平在以上这些指标中尤其特别，其在不同的研究中心差别非常大，因此需要制定一个标准化的分析技术，但至今此技术制定工作仍在进行中。

二、影像学检查

（一）CT 检查

CT 检查在诊断脑肿瘤、脑外伤和脑血管意外方面起着重要的作用。在痴呆研究领域，CT 发现阿尔茨海默病（AD）患者大多数存在脑萎缩改变，证实了先前神经病理学的研究结果。从那时起，研究者就将工作重心放在了应用 CT 鉴别 AD 患者、正常老年人与其他类型痴呆患者上，同时探索研究临床表现与 CT 征象的相互关系。

1. CT 在痴呆诊断中的应用价值

CT 在神经系统疾病的诊断上应用相当广泛，如不典型症状、局灶体征、癫痫和脑积水等。痴呆和高危人群潜在的可治疗性病灶也可以通过 CT 检查诊断。在认知障碍患者中，以下特殊临床表现者发现可治疗性病灶的可能性相当大：局灶神经系统体征；视盘水肿；视野缺损；姿势不稳；步态异常或者头痛；48小时之内快速发作心理异常；脑血管病病史，癫痫发作或者二便失禁；一个月或者一个月以内发生的认知功能障碍；脑外伤后的一周内发生心理状态改变。所以，对认知障碍、痴呆和一些病征高危人群进行CT检查是必要的。

（1）CT与AD。CT应用于临床以来，各种研究的结果提示认知障碍与脑室扩大或皮质萎缩相关。在这一点上，脑室测量的参数（蛛网膜下腔的大小）与痴呆的相关性更强。研究显示，老年抑郁症和老年精神分裂症也与侧脑室扩大和脑密度减低密切相关。CT研究发现，日常活动能力下降与左侧颞叶上部和顶叶下部异常有关，情绪不稳定与前额叶萎缩有关，而妄想症状出现，一般大脑结构相对完好。颞叶（主要是内颞叶）萎缩，表现为颞叶脑沟增多、加深，内颞叶变窄，鞍上池与环池增宽和侧脑室颞角扩大等；脑白质萎缩，显示第Ⅲ脑室和侧脑室体部增宽；大脑皮质普遍萎缩，可见两侧大脑半球脑沟增多、加深和脑裂普遍增宽。以上是AD患者三种脑萎缩的改变。

因为颞叶是AD发病的敏感区域，所以是CT研究的一大重点区域。CT研究表明，海马萎缩是AD的一种特异性指标，尤其是对较年轻的AD患者来说。颞叶对正常认知功能中的记忆相当重要。病理研究表明，在AD患者中，颞叶是最广泛的病理变化，其内不仅有高密度的老年斑和神经原纤维缠结，还有神经细胞脱失和萎缩。

（2）CT与血管性痴呆（VD）。过去，人们认为梗死容积与痴呆的程度相关，而且是正相关。也就是说，只有大面积脑梗死才可引发痴呆，导致多发性脑梗死痴呆的关键因素就是梗死容积。随着影像学的广泛应用，发现皮质下梗死、腔隙性梗死及皮质下白质低密度改变等因素也可引起痴呆。脑组织受累容积的大小、数目及位置都与脑梗死后是否引起痴呆有关。梗死灶数量越多、梗死灶容积越大，智能障碍发生率越高，左侧半球病变智能障碍发生率较右侧偏高，而且伴有脑室周围白质稀疏改变者智能障碍发生率高。因梗死导致的脑灌注及脑代谢的减低也是VD发生的重要因素之一，这部分的改变往往比所见到的局部脑损害更加广泛。

VD患者的脑CT表现为多发梗死，病灶主要分布在双侧基底节区和侧脑室旁，其病灶直径大到10毫米，小到几毫米。特定部位（如尾状核旁、海马、丘脑、颞顶交界处、胼胝体）的梗死可导致关键部位性痴呆。白质疏松表现为脑室周围低密度区，较轻患者的表现仅位于脑室前角或后角，有时融合成片。此外，CT也可呈现脑萎缩，较轻患者表现为脑回增多或脑沟加宽，重者则表现为侧脑室、第Ⅲ脑室增大以及脑室系统不对称增大。

（3）CT与额颞痴呆（FTD）。在临床上，我们很难将FTD与AD进行区别。FTD为少见的皮质型痴呆，病理主要表现为皮质局限性萎缩，最常累及颞叶或额叶，局限于颞叶或额叶各占1/4。CT上表现为明显的局限性不对称性皮质萎缩，主要集中在颞叶和额叶，额极和前颞极皮质变薄，脑回窄和脑沟宽及侧脑室额角呈气球样扩大，侧裂池增宽，颞角扩大，多为不对称改变。在颞叶受累时，颞叶上回的后1/3常不受累。

（4）CT与路易体痴呆（DLB）。路易体痴呆（DLB）患者的CT显示广泛皮层的萎缩，少数有明显的额叶改变。通过CT测量可以得知，患者的颞叶萎缩程度是否有变化，还可发现DLB患者也存在中颞叶萎缩，但较AD萎缩程度轻。而脑室周围病变在AD和DLB之中则类似。

（5）CT与肝豆状核变性。皮层下痴呆症状是肝豆状核变性（Wilson病）临床上的典型症状，CT表现为侧脑室扩大、豆状核受损、基底节和皮质萎缩低密度，有些患者还会出现小脑齿状核区低密度。

（6）CT与亨廷顿病（HD）。HD在CT上表现为弥漫型脑萎缩，侧脑室前角扩大，纹状体萎缩的程度可用双尾指数或双额指数来衡量。双尾指数额角的尾状切迹间的最短距与同水平的颅内板之比乘100，双尾指数 < 1.8 可符合诊断，这种比率对亨廷顿病的诊断具有很高的敏感性和特异性。较轻患者的CT表现为尾状核头变小，额角扩大。

2. CT在痴呆鉴别诊断上的价值

（1）AD患者与正常老年人群。正常人从35~70岁脑重量下降10%，脑血供减少20%，病理上表现为脑神经细胞数量减少，被增生的胶质细胞代替，影像学上表现为脑普遍或局限性萎缩，脑室、脑沟及室旁血管间隙扩大，白质内缺血性脱髓鞘病变则主要出现在半卵圆中心、放射冠及皮质下白质区，CT上表现为偏低密度区。AD患者和正常老年人群的CT在很大程度上存在重叠。以CT测量为基础进行的功能分析可以用于AD患者和正常老年人的鉴别诊断。通过测量正常老年人组和痴呆组CT的上外侧裂宽度、额角指数、第Ⅲ脑室宽度和尾状核指数及平均脑沟宽度，分析对照发现两者有显著性差异，据此可知生理性萎缩与病理性脑萎缩的不同。

研究表明，智能损害程度与反映额叶和颞叶萎缩程度外侧裂宽度及额角指数明显相关，而AD患者脑萎缩以额颞叶为主，特别是颞叶的神经元丧失与智能损害有关，说明脑CT在老年性痴呆脑形态学检测中的应用价值。

一项名为OPTIMA的研究所提出了一种有利于提高AD诊断准确性的颞叶CT扫描。这种方法的CT扫描平面位于颞叶中央长轴。在应用此种技术后，92%的AD患者可以得到正确诊断，且假阳性率为5%。这一方法与单光子发射计算机断层扫描（SPECT）相结合后，AD诊断的敏感性和特异性分别达到94%和93%。

（2）AD与VD。在现代医学上，区别VD与AD具有重要的临床意义，因为VD具有潜在可防治性，还在一定程度上可逆。CT测量研究发现，AD与VD患者在脑室方面的主要区别在于第Ⅲ脑室、侧脑室体部及外侧裂等的宽度变化。VD患者较AD患者的脑萎缩程度较轻，且各部位异常增宽率较低，其智能损害相对较轻。老年人生理性脑萎缩是皮层萎缩与中央性萎缩的共存。VD脑萎缩主要为中央性萎缩，皮层下脑萎缩的快速发展是导致血管性痴呆的另一重要因素。AD患者脑室系统异常一般是由几个部位的异常组合而成，而不是单凭某一部位异常就下诊断。这些脑CT的特点都有助于两种疾病的诊断及鉴别诊断。

通过对VD动态CT观察发现，痴呆组病灶体积增大，病灶数目较对照组增多，可知造成VD发病的重要因素是病灶数目及病灶体积的累积效应。病变由单侧向双侧（特别是左侧病变增加）发展，皮层下病变增加，新增角回病变及新增丘脑病变均是造成VD发病的重要因素。

3. CT诊断痴呆的标准与存在的问题

CT能显示脑解剖结构和病理学形态改变，在AD的诊断中发挥一定作用。有资料显示，CT显示颞叶萎缩，用以诊断AD的敏感度达93%、特异度达84%及准确度达89%，而且对AD与其他类型痴呆或抑郁症的鉴别诊断都有重要意义。CT显示脑室扩大，尤其两侧侧脑室横径总计一年增大≥3 cm，对AD有诊断意义。此外，脑室扩大也可以鉴别AD与其他类型痴呆。但是，随着对AD病理学研究的不断深入，我们发现AD患者中枢神经系统病变早期主要累及的是 CT 难以准确显示的海马结构，所以 CT 在 AD 的诊断（尤其是早期诊断）和鉴别上有难度。虽然有一些长期 CT 的随访研究显示，脑室扩大等指标对预测认知功能减退有价值，但是扫描仪器和扫描位置的可重复性差等问题，以及随访时期通过疾病临床演变过程和神经心理学特征明确诊断的事实，使 CT 随访研究的价值也受到了质疑。

截至目前，CT 仍是最重要、最常用的神经影像诊断方法。它应用简单，是相对较便宜的检测老年期痴呆患者的方法，可以准确地发现存在的脑内病灶，有助于排除其他疾病诊断。与 MRI 相比，CT 扫描具有更多的优点，如 CT 的扫描时间更短，更适于检测患者是否存在认知功能障碍和激惹行为。

（二）MRI 检查

现在，MRI 已发展成为一种功能强大、精确和安全的影像学检查方法，其的应用在一定程度上促进了对脑形态学的研究。

1. MRI 在痴呆诊断中的临床应用

（1）MRI 与路易体痴呆（DLB）。MRI 在 DLB、AD 以及其他类型痴呆的鉴别诊断中应用较少。MRI 和尸检结果显示，DLB 的 MTA 程度较 AD 轻，无 MTA 可以是 DLB 的特异性指标。海马体积相对保留较多，可以解释前者较后者学习功能保留更多的现象。MRI 的体积测量在 DLB 和血管性痴呆（VD）中无差别，提示其他结构的改变，尤其脑梗死与伴有的白质病变，对这两种疾病的鉴别更有帮助。

（2）MRI 与血管性痴呆（VD）。VD 与许多脑部病变（如皮层梗死、重要部位的梗死、多发性腔隙性梗死、大面积白质病变或多种混合病变）有关。VD 与 AD 相比，MRI 显示血管病变的发生率较高，而颞叶内侧的局限性萎缩更常见于 AD。全脑萎缩和脑室扩张等非特异性变化在二者中都可以存在。神经影像学研究揭示，梗死病灶的数量和位置对 VD 的发生很重要，尤其是左侧或双侧病变和关键部位的病变（如丘脑和前囊区）。

（3）MRI 与额颞叶痴呆（FTD）。FTD 的特征是额叶和颞叶不同程度的萎缩，但其对 FTD 与其他痴呆和正常老年人的鉴别诊断价值尚不肯定。有学者发现，额叶萎缩和海马旁结构相对完好是 FTD 的特征，而 AD 的额叶萎缩较轻、海马旁结构萎缩明显。与 AD 相比，FTD 的海马萎缩较轻，且发生于病程后期，但二者新皮质萎缩程度相似。

（4）MRI 与亨廷顿病（HD）。亨廷顿患者表现为基底节（壳、尾状核和丘脑）体积减小，侧脑室前角扩大，双侧尾状核直径扩大。在疾病的早期，甚至无症状时，基底节萎缩即可出现。进行性核上性麻痹（PSP）与脑干（尤其是中脑）和纹状体萎缩、中脑异常信号增多、继发性第Ⅲ脑室扩张有关。MRI T_2 加权像上见尾状核和壳信号异常，高信号为胶质增生，低信号则为铁质沉积。

（5）MRI 与 Creutzfeldt-Jakob 病（CJD）。Creutzfeldt-Jakob 病（CJD）的表现为广泛的进展性脑萎缩，而不是局限性。MRI 上在出现明显脑萎缩之前，脑灰质可出现异常信号。MRI 报道的 8 例中，4 例在长 T_2 图像上见双侧对称性灰质、基底节区（尾状核、纹状体和丘脑）高信号。MRI 上在脑萎缩前发现异常信号，被认为是一种早期表现，脑萎缩和白质改变则继发于神经细胞的丢失，MRI 可作为早期诊断的最好方法。

（6）MRI 与阿尔茨海默病（AD）。痴呆的常见病因之一是阿尔茨海默病，广泛脑萎缩是其主要的病理表现，以颞叶、额叶和顶叶的前部灰质萎缩为主，特别是海马萎缩的程度和临床分期平行。可以从显微镜下观察到神经原纤维的变性与缠结、老年斑块、非特异神经元丧失和反应性星形细胞的增生。

颞叶内侧结构（海马和新皮质）是鉴别 AD 与正常人的最好指标。在 AD 病程中，颞叶内侧萎缩（MTA）发生较早，然后扩展到其他颞叶和边缘叶结构，最后导致多个皮层区域受累，所以 MTA 对早期 AD 的诊断效果较好。MTA 与轻度认知功能障碍（MCI）的产生也有关。相反，AD 患者的海马体积与 MCI 患者无明显差别，但 AD 颞叶萎缩分布更广泛，包括海马旁组织和颞侧回。

（7）MRI 与多系统萎缩（MSA）。在多系统萎缩（MSA）中脑干、小脑萎缩、纹状体、第四脑室扩大及小脑和脑干异常信号增多。皮质基底节变性（CBD）表现为额颞区的非对称性皮层萎缩。

2.痴呆的影像学诊断标准

AD 的 NINCDS-ADRDA 诊断标准在 MRI 广泛应用前便已经存在，它包含的 CT 诊断标准（脑室系统体积和第Ⅲ脑室脑回变窄、宽度增大、脑沟变宽）不具有特异性。与此同时，AD 的 DSM-Ⅳ 诊断标准也描述了全脑萎缩，伴更多的皮层脑沟增宽和脑室增大。AD 的主要诊断标准强调了神经影像学在排除其他造成智能损害的疾病（如脑血管病、正常颅压脑积水、脑肿瘤和硬膜下血肿）中的重要性，它们缺乏 MTA 颞叶内侧萎缩这样的 AD 影像学诊断标准。

目前，ICD 和 DSM 分类中无 DLB 的诊断标准，已出版的 DLB 联合诊断中辅助检查也未列出。但越来越多的 MRI 和病理研究显示，与 AD 相比，DLB 的影像学中更强调颞叶内侧的保留。

公认的 FTD 临床标准提出，脑部影像学（功能性或结构性）主要表现额叶或颞前叶或二者的异常，修订标准（1998）提出这种异常可为双侧对称的或不对称的，左半球或右半球的侵犯程度不一致，但即使无上述表现，也不能排除诊断。另外，还叙述了神经影像学的排除特征，即有多发病灶和以中心后部为主的结构或功能障碍不符。

3. MRI 在痴呆临床应用中存在的问题

MRI 的设备和检查费比较昂贵，扫描时间较长，对患者体动敏感，易产生伪影，AD 患者一般难以配合检查，需要给予镇静剂为其主要缺点。另外，磁铁等物质（如心脏起搏器和颅内动脉夹）是 MRI 的主要禁忌证。一些特殊的矫形外科植入物虽不是禁忌证，但可以产生局部伪影。还有约 5% 的患者对长期姿势的固定和扫描仪的噪声不能忍受，即幽闭恐惧症。MRI 检查的禁忌证也是其缺点之一，我们必须在一定程度上限制它的使用。

（三）功能磁共振成像（fMRI）检查

脑功能磁共振成像（fMRI）把神经活动和高分辨率磁共振成像技术完美结合，是目前人们掌握的唯一无创伤、无侵入、能精确定位的人脑高级功能研究手段。与传统磁共振成像技术不同的是，功能磁共振成像得到的是人脑在执行某项任务或受到某种刺激时的功能映射图，而不是人脑的解剖图像。它能够确定人脑在执行某项任务或受到某种刺激时大脑的哪些区域被激活。

由于 fMRI 的无创性以及技术本身的迅速发展，这一领域的研究已经从单纯研究单刺激或任务的大脑皮质功能定位发展到目前的多刺激或任务在脑内功能区或不同功能区之间的相互影响，从对感觉和运动等低级脑功能的研究发展到对高级思维和心理活动等高级脑功能的研究。其中，最突出的是在视觉皮层功能定位方面的研究。大脑高级功能的 fMRI 研究主要集中在学习记忆、语言和思维的神经解剖机制。总结 fMRI 在痴呆研究方面进展主要有以下几个方面：

1. 轻度认知功能障碍（MCI）

MCI 是介于正常衰老和痴呆之间的一种认知功能损害状态。许多 MCI 病例事实上就是临床前期的 AD 或 AD 的极早期阶段。目前,有关记忆和认知 fMRI 的研究工作正在进行中。

根据大脑贮存的信息类型,记忆分为情节记忆和语义记忆。MCI 患者的神经心理学改变与临床前 AD 患者类似。情节记忆是损害最为严重的,最早损害的是言语性情节记忆,之后是视觉性情节记忆,语义记忆在前期基本不受影响,工作记忆也有对 MCI 患者和正常对照在进行无意义图形记忆和再认时进行 fMRI 检查,对反应时间、正确率进行比较显示:MCI 患者反应时间延长,正确率降低;脑激活图显示,相较正常对照,在记忆编码时,患者主要在左侧前额叶背外侧、海马旁回以及以右侧为主的后部脑区激活减弱,在提取记忆时,双侧前额叶背外侧、左侧海马旁回、前扣带回、后部脑区激活减弱。因此,确定 MCI 患者的记忆功能已有损害。记忆功能的 fMRI 检查与认知神经心理学的联合研究可以明确得出 MCI 患者记忆功能损害的结论,为早期 AD 的诊断提供重要的参考依据。

2.记忆障碍

目前,随着社会老龄化的不断加快,老年期痴呆的患者越来越多,他们大多表现为不断减退的记忆力和认知障碍。AD 最重要的特征就是不断下降的记忆力,特别是对近期事情的记忆在很大程度上受到损害。AD 出现最早的认知缺陷就是情节记忆受到损伤。在 AD 早期,语义记忆损伤不是很严重,当病变完全扩散到颞叶新皮层时才会发生。在语义记忆中,颞叶侧下区(尤其是左侧)的作用是至关重要的。一般情况下,痴呆患者的句法系统和音位不受影响,但是语义系统有缺陷。近年来,fMRI 在关于记忆过程、相关脑结构以及 AD 记忆系统等方面的研究获得了突破常规的进展,包括 AD 患者脑内记忆网络的变化、正常老化脑激活模式的区别、AD 早期脑激活变化特点、AD 患者完成记忆任务脑的激活模式等。

3.注意缺陷

AD 是伴随多种认知功能障碍的大脑退行性疾病,注意缺陷是继记忆损害之后的重要表现。认知解剖研究表明,在人脑内最少存在 3 个注意子网络:前注意网络(AAN)、后注意网络(PAN)和警觉系统。AAN 主要涉及扣带回前部、额叶皮层、辅助运动区、基底节;PAN 主要包括顶上皮层、丘脑和上丘;警觉系统主要涉及蓝斑去甲肾上腺素对皮层的调节。AAN 是大脑发布注意命令的中枢,是一种更高级的执行控制网络，对空间注意搜索起引导作用。

应用 fMRI 研究 AD 患者与对照组完成不同搜索任务时的脑活动情况，可以发现 AD 视觉注意缺陷以及相应的神经解剖基础。选 AD 患者和对照组观察 2 种不同视觉搜索的实验测试的 fMRI 特点，发现两组在完成不同搜索任务时的脑区大部分相互重叠，包括额叶、顶叶、原始视皮层、颞枕交界区和皮层下结构等脑区，但不同脑区的激活强度和范围明显不同，AD 组主要表现为双侧顶叶和左侧额叶激活减少，并以子集搜索任务时的组间差异更显著。

4. 探讨痴呆中某些特定症状的来源

fMRI 已被用来探讨痴呆中某些特定症状的来源，如视幻觉，但实际诊断价值尚不清楚。How-ard 等发现，DLB 患者视幻觉与纹状体皮层对视觉刺激的反应减弱有关，说明至少部分视幻觉的脑功能位于原始视皮层。

5. 针灸对 AD 患者的中枢神经系统机制

fMRI 可应用于针灸的中枢神经系统机制、特殊人群（盲人和聋哑人等）大脑皮质功能区的功能重建等研究。另外，针灸对 AD 患者的中枢神经系统机制的 fMRI 研究也有报道。付平等针刺 6 例 AD 患者右侧内关穴，fMRI 激活区域主要为两侧大脑半球的额叶、颞叶，甚至激活两侧海马。

6. fMRI 在痴呆研究方面存在问题

fMRI 技术的一个困难是它们需要检查者与操作者的密切合作，患者常需要在扫描仪中配合指令 30 分钟到 1 小时，这就限制了它在痴呆患者常规检查中的应用。但毋庸置疑，它对检查认知和非认知疾病的神经机制和药物治疗评价是一个非常重要的工具。

fMRI 已取得了很大的成绩，将来的研究方向是神经科学家一直梦寐以求的对大脑的一些高级思维活动的 fMRI，如语言、记忆、学习、思考、分析等问题。这些问题的研究也是临床疾病研究的基础。

（四）磁共振波谱检查

磁共振波谱（MRS）是利用核磁共振现象及其化学位移或自旋耦合作用，进行特定原子核及其化合物分析的一种检测方法。它能提供活体上的定量化学信息，一般以数值或图谱来表达。MRS 是迄今为止研究进行性痴呆（阿尔茨海默病，AD）的生物化学变化的唯一方法。

1. MRS 在痴呆研究方面的进展

（1）MRS 与 AD。

① ^{31}P-MRS 的研究。采用 ^{31}P-MRS 探索痴呆发病机制的体外研究取得了一致的结果：糖磷脂在 AD 患者顶叶灰质中升高；磷脂代谢产物（PDE）、AD 脑中磷脂前体（PME）升高；老年斑密度与 PDE 百分率成正比，与 PME 百分率成反比。这些结果与 AD 患者细胞膜更新或降解加快的事实相符。

相比之下，^{31}P-MRS 的体内研究结果差异较大：一些研究发现 AD 患者和对照组患者波谱学无明显差异；也有报道发现 AD 患者 PME 升高或降低、线粒体代谢率下降与认知功能下降同步，或有磷酸肌酸（PCr）的下降。

② ^{1}H-MRS 的研究。脑部 ^{1}H-MRS 可检测到许多与痴呆病理变化有关的代谢物，如 N-乙酰基天冬氨酸盐（NAA）、胆碱（Cho）、肌酸（Cr）、谷氨酸/谷氨酰（Glx）、三甲基胺（TMA）以及肌醇（MI）等。NAA 是大脑中神经元细胞的标志，其水平反映了神经元及轴突的完整性，神经轴突损伤或神经功能失常带来的神经系统紊乱一般都会导致 NAA 水平的下降。Cho 是细胞膜成分之一，其升高提示膜代谢活跃，与胶质增生有关。Cr 分布相对稳定，常作参照物。TMA 是细胞膜和髓磷脂的主要组成要素。MI 一般认为是神经胶质细胞的标志，其代谢水平与神经胶质细胞的活动紧密相关，而神经胶质细胞功能失调被认为是 AD 的病因之一。AD 患者脑白质中 MI 水平上升可能与代谢异常、胶质细胞增生和选择性白质梗死有关。研究表明，脑组织中这些代谢物的水平与痴呆患者的认知水平及痴呆的程度紧密相关，所以 MRS 痴呆的诊断和研究中可提供 MRI 不能获得的病变脑区中的生化信息，是常规脑成像的有益补充。

（2）MRS 与 VD。

MRS 在 VD 方面应用研究较多，不少研究是分析 VD 和 AD 两者差异，试图明确 ^{1}H-MRS 能否成为 VD 和 AD 早期诊断、鉴别诊断、病程监测和疗效观察的有效手段，但仍无定论。AD 和 VD 患者脑中均存在 NAA/Cr 的降低及 MI/Cr 的增加，但这些代谢异常在不同痴呆类型中一般出现在不同脑区。AD 患者的主要 MRS 变化发生在顶叶和颞叶，VD 患者则主要发生在大脑皮质下区域，甚至更为广泛地扩散至全脑，且 VD 相对 AD 在大脑皮质下的 NAA/Cr 降低更为明显。在 AD 和 VD 患者大脑皮质和白质中均可观察到 TMA/Cr 的上升，但 VD 患者皮层下白质表现更为显著。VD 的脑损害以皮质下为主，AD 的脑损害则以皮质为主。研究结果对 VD 和 AD 的鉴别诊断有帮助。

（3）MRS 与其他类型痴呆。

MRS 在痴呆方面的研究主要集中于 AD 和 VD 上，额颞性痴呆（FTD）、Down's 综合征（DS）以及年龄相关的智能减退（AAMI）等其他痴呆研究相对较少。由初步研究结果可知，在这些痴呆中，NAA（NAA/Cr 或 NAA/Cho 代谢比）在许多脑区的灰质和白质中都有减少，减少量根据脑区不同而不同。与 NAA 不同，肌醇升高仅见于 AD 和 FTD 患者。

3. MRS 在痴呆研究方面存在问题

AD 病理最早受影响改变的区域是颞叶，所以体外 MRS 将颞叶作为重点研究对象，其中最显著的是海马区域的改变。由于小像素和非均匀性磁场等技术原因，体内 MRS 颞叶显示较其他脑区困难，许多时候只能显示疾病的后期变化。随着磁共振波谱技术的进一步发展和完善、海马区域的磁共振波谱研究、更多代谢产物信号的获得以及多体素质子波谱和磁共振波谱成像的应用，MRS 必将在 AD 以及其他类型痴呆的诊断、鉴别诊断和洞察其病理生理学以及痴呆的病情进展和疗效观察中起到重要作用。MR 技术的进步提高了体内颞叶测量的能力，将颞叶和顶叶代谢产物进行比较的工作已经发现了明显的异常。

总之，在新的痴呆治疗手段不断涌现之后，^{31}P 和 ^{1}H 磁共振波谱技术将会在联系认知行为改善和生化反应机制之间发挥更重要的作用。

（五）正电子发射断层显像检查

正电子发射断层显像（PET，中文读音"派特"）即正电子发射计算机断层。PET 中应用的核素为正电子发射体放射性核素，包括 ^{15}O、^{18}F、^{11}C、^{13}N。PET 显像的常用方法有连续扫描和局部扫描，联系扫描用于胸部、腹部和盆腔等体部显像，局部扫描用于脑、心脏和特定部位的局部显像。

1. 应用 PET 鉴别痴呆的基本指征

诊断痴呆的方法为综合利用多种手段，包括临床病史和症状、神经心理量表（如简易精神状态检查量表）、神经电生理（如脑电地形图、事件—相关诱发电位）、实验室检查（如脑脊液化验）、神经影像学（如 CT、SPECT、MRI 和 PET）。鉴于 PET 显像技术复杂和检查费用较高，一般不适宜将其作为痴呆初筛或一线检查，而在这方面，详尽的临床病史、症状和体征以及神经心理量表检查可能是最重要的，它们可对是否存在痴呆进行初步判断。就影像学检查来说，头颅 MRI 或 CT 往往是先于 PET 的选择，它们显示脑结构信息可为鉴别痴呆病因提供重要依据，同时为是否需要 PET 检查提供参考。因此，PET 多安排在常规检查之后，用于临床遇到不能确定或难以确定的问题，希望通过脑代谢信息加以解决。

2. PET 影像特征与痴呆诊断

通过对已经被临床确诊为痴呆患者的 ^{18}F-FDG PET 研究发现，无论何种类型痴呆，其脑 PET 影像多具有两个基本特征，即脑萎缩和脑内放射性减低区，前者表现为大脑纵裂增宽、脑沟加深和脑皮质变薄，后者表现为脑内正常 FDG 分布区出现单发或多发示踪剂摄取减少。

要特别注意的是，脑内放射性减低区部位是否存在出血灶、梗死灶、炎性病软化灶变等结构性病灶，它们可以通过 MRI 或 CT 检查被发现，对判断脑内放射性减低区的发生原因以及是否与痴呆有关非常重要。解剖影像异常的意义有两方面：其一，可以解释 PET 所见脑内放射性减低区的原因是否是由于存在结构性病变；其二，对区分原发性痴呆与血管性痴呆、继发性痴呆很有帮助。如果解剖影像在结构性病变或阴性以外有放射性减低区，那么应考虑这类病灶为代谢性或功能性病变，这种功能代谢影像与解剖影像不匹配的特征对诊断原发神经变性痴呆具有很高价值。总之，临床诊断或拟诊为痴呆，在应用解剖影像用于明确是否存在结构性病变及其性质基础上，FDG PET 发现的脑内代谢减低区可作为诊断痴呆的依据。

3. 应用 PET 鉴别不同类型痴呆

PET 显像发现脑内代谢减低区即可做出痴呆的初步判断，接下来是考虑引起痴呆的具体疾病，在这方面采用的基本方法是详细分析 PET 脑代谢减低区的影像特征和类型。以往研究显示，有几种类型的痴呆在 PET 影像上具有一定特征，主要包括血管性痴呆（VD）、慢性进行性舞蹈病（HD）、进行性核上性麻痹（PSP）、帕金森病伴痴呆（PDD）、额颞叶痴呆（FTD）、Wilson 病以及阿尔茨海默病（AD）等。

（1）想要找出脑内放射性减低区分布位置的规律，应先观察 PET 影像特征。血管性痴呆表现为多发性、非对称性分布的代谢减低区。FTD、PSP 以额叶受损为特点；豆状核是 Wilson 病主要受损部位；PDD 除颞顶叶代谢减低外，还可见纹状体代谢异常，初级视觉皮层 rCMRGlu 明显减低，侧枕叶中度减低；

Huntington 病无论早、晚期尾状核代谢始终减低。综合不同痴呆性疾病 PET 影像特征，可概括为三种基本类型：① 局限性代谢减低（如 HD 多局限于尾状核）与弥漫性代谢减低（如 AD 后期大脑皮质广泛受累）；② 对称性代谢减低（AD）与非对称性代谢减低（VD）；③ 大脑前部代谢减低（FTD）、中部代谢减低（Huntington 病）和后部代谢减低（AD）。

（2）PET 显像前多已进行 MRI 或 CT 检查，因此鉴别痴呆病因的另一思路就是分析 PET 与脑解剖影像的匹配性。可分两种类型：① PEF 与解剖影像匹配，即在 PET 代谢减低区的位置可以见到结构损害或改变，如 VD 的代谢减低区与 MRI 梗死区完全一致，FTD 病的额叶低代谢与额叶萎缩完全吻合；② PET 与解剖影像不匹配，即在 PET 代谢减低区的位置，于常规解剖影像上并不能见到明显的结构损害或改变，这种类型的典型代表为 AD（颞顶叶代谢减低区没有结构性病变）。一些理化因素（如电击伤）造成的脑损害甚至引发痴呆也可有这种表现，此种情况下，PET 影像对分析病因具有很高的价值。

4. PET 与阿尔茨海默病（AD）

（1）PET 诊断 AD 的原则。在借鉴前人工作基础上，宣武医院 PET 中心经过对数十例 AD 的研究提出了 FDG PET 诊断 AD 的综合标准：① 临床诊断痴呆；② MRI 检查未见脑内出血灶、梗死灶和软化灶等结构损害病灶；③ PET 显像出现双侧或单侧顶叶或颞顶叶代谢减低，同时可伴有双侧或单侧额叶代谢减低。

与脑梗死等器质性病变相比，AD 是一种慢性进行性神经退变性疾病。在 PET 所见颞顶叶低代谢部位，MRI 等解剖显像往往只有非特异性脑萎缩，并没有较明显的结构损害病灶，而且颞顶叶萎缩程度与整个脑皮质萎缩程度基本一致，因此 PET 发现此区域的代谢减低绝不是一般性脑萎缩所致。

对于大多数 AD 患者来说，脑葡萄糖代谢损害主要发生在脑皮质区。相对来说，小脑、丘脑和基底节代谢保留在接近正常的水平，据此特征可以进行一些半定量分析。以小脑为参照，把脑叶单位面积放射性计数与小脑单位面积放射性计数的比值作为指标，对不同脑叶糖代谢减低程度进行分析，发现 AD 患者双顶叶代谢减低。所以，对于 AD 定性诊断来说，顶叶低代谢存在与否是非常重要的。

（2）应用 PET 评价 AD 的痴呆程度。应用临床病史和物诊＋神经心理学＋头颅 MRI 几项检查能够解决在鉴别痴呆和诊断典型 AD 中的绝大部分问题，因此PET发挥的作用有限。但对已经诊断为AD的患者，PET在痴呆程度评价（分期）、病程监测、药物疗效评价和预后估价方面可以发挥重要作用。

应用PET对AD痴呆程度进行评价，对AD治疗和早期诊断都有重要意义。研究目的是应用PET区分和确定轻度AD、中度AD、重度AD，涉及的主要问题是应用哪些评价方法、评价指标以及评价标准。通常情况下，包括定性分析、半定量分析和定量分析三种评价方法。定性分析采用目视法，观察指标包括代谢减低区的范围和敏感脑叶受累程度。代谢减低区范围较小为轻度痴呆，重度痴呆则范围较大，问题是采用什么指标来描述代谢减低区的大小。通过对不同痴呆程度AD的PET研究发现，额叶可作为评价痴呆程度的敏感脑叶，轻度AD额叶多不受累，中度可能受累，重度必然受累。

定量分析采用局部脑葡萄糖代谢率（rCMR-Glu）测定，参照正常老年人，可见AD患者随痴呆程度加重rCMR-Glu下降。由于绝对定量测定技术较复杂，存在一些干扰因素，所以尚不能在临床常规使用。因此，实际可行的方法是以目视法为主，再结合有异常表现的影像进行半定量分析。

（3）PET与AD的早期诊断。

① 早期诊断的含义。AD的临床过程可以概括为三个阶段：第一个阶段持续7年左右，表现为记忆力渐渐衰退症状；第二个阶段持续3年左右，表现为智能衰退症状加重；第三个阶段患者明显呆傻，最后常因感染死亡。由此可以看出，AD早期阶段持续时间长而缺乏特异性征象，呈缓慢、渐进性、隐匿的发展，这是早期诊断的困难所在。一旦痴呆患者达到临床表现可以明显诊断出来的阶段，就不是早期阶段了，只能对症下药。为了提高AD早期诊断水平，近年来提出了轻度认知损害（MCI）的概念。经过研究发现，MCI是痴呆非常早的阶段，每年由MCI发展为痴呆的大约有10%～15%的人，这些人中绝大部分是AD。这样看来，所谓AD早期诊断可以理解为两个层次：一是指从轻度痴呆中发现AD；二是指从MCI中发现将来可能成为AD的个体。

② AD早期诊断可利用PET进行研究。显而易见，与一般的痴呆程度评价相比，早期诊断重点放在轻度AD和MCI，研究如何发现小范围和轻度代谢减低。面对这类问题，可以从以下三个思路去解决。

第一种方法是采用传统的脑叶分析法。定性分析的重点是发现一个脑叶内在PET横断层影像上有2个层面出现放射性摄取减低，而此部位在MRI影像上并没有微小结构性病灶。半定量分析将发现代谢异常的标准进行调整：病变脑区/正常脑区比值在0.95～0.90（也就是两侧代谢水平相差在5%～10%）或脑叶/小脑比值在1.1～1.0%作为可疑痴呆考虑。

第二种方法是采用更为细致的脑区分析法。采用脑区分析法研究发现：①正常的人群额、顶叶脑皮质每个区的代谢率大致相同，但对颞叶各区来讲，下颞叶的代谢水平要比上颞叶代谢水平低很多；②轻度AD通常会出现1个脑区甚至达到四个脑区代谢下降的状况，下顶叶或中颞叶是受累脑区，这两个脑区对AD的早期诊断有较高价值，轻度AD额叶未见受累；③用脑区法可对AD痴呆程度进行以下划分：当累及脑区数在3个以下时为轻度AD；当累及脑区数达到4个时，若没有额叶受累为轻度AD，若额叶受累则为中度AD；当累及脑区数达到4～13个时为中度AD；当累及脑区数达到13个以上时为重度AD；④以下顶叶和中颞叶为研究主体，以受累脑区计数比值的均数±标准差为阈值，则评价AD痴呆程度的推荐值如下：下顶叶/小脑：轻度AD 1.01～1.17,中度AD0.95～1.11，重度AD0.95以下；中颞叶/小脑：轻度AD 0.94～1.08,中度AD 0.88～1.02，重度AD 0.88以下。

第三种方法是通过计算机进行脑代谢定量分析，比较有代表性的方法是统计参数图（SPM）。这种方法的优点是，在全脑范围内，可以对像素单元地进行搜索，然后把全部数据进行标准化和归化，再借用计算机进行统计学分析，最后用数据与图像两种形式显示结果。

（六）单光子发射计算机成像检查

将一旋转式γ相机探头以患者为中心旋转，全方位地记录靶器官内放射性活性分布数据，依照临床需要重建或者再处理，就可获得该器官的断层显像图,这种显像方法称为放射性核素显像。放射性核素断层扫描仪，也就是ECT,一般包含三种分类方法：一是根据放射性核素衰变类型，分为单光子放射性计算机断层显像仪（SPECT）和正电子发射断层显像仪（PET）两大类；二是根据断层平面原始数据的获取，分为横向断层和纵向断层；三是根据探头的类型，分为扫描仪型和照相机型两种。

SPECT采用的γ射线发射示踪剂是标记于生物活性物质的放射性同位素，射线量和放射性物质的浓度均较小，在射线暴露安全范围内。最常用的放射性同位素是锝-99m（^{99m}Tc-ECD）和碘-123（^{123}IMP）。^{123}IMP的能量为159 keV，生理半衰期为13.2小时，它适于标记神经递质/受体配体，而^{99m}Tc-ECD适合应用于SPECT的灌注成像。放射性药物进入脑组织的量取决于脑组织的血流量，因而从其在脑组织的分布，用SPECT可以显示血流量的分布情况。

1. SPECT在痴呆研究中的方法

SPECT在痴呆研究中有多种方法，包括局部脑血流灌注（rCBF）和葡萄糖代谢等，近几年兴起的受体显像使了解活体体内神经递质及其受体通路的功能成为可能，为痴呆和神经病学领域的研究提供了更广阔的空间。

当前，在SPECT或PET领域，放射药理学的开发和应用是非常具有潜力的，其主要是对体内神经递质系统的研究，这对研究痴呆的病理生理机制和药物治疗的效果评估具有重要意义。人类大脑中有30~50种神经递质和相应的受体，现阶段用于显像的有多巴胺受体、乙酰胆碱受体等。

（1）多巴胺系统。如今，市场上已有检测突触前和突触后多巴胺系统性能的SPECT配体，其中^{18}F-β-CIT和^{18}F-β-CIT-FP都与痴呆学术研究有着很大的关联，均用^{123}I标记。前者注射后24小时显影，后者注射后约5小时显影。它们主要有两个用途：一是早期发现帕金森病并与其他相似疾病相鉴别；二是鉴别AD与路易体痴呆（DLB）。在β-CIT的研究应用中，Donnemiller等人发现：DLB患者的枕叶低灌注较AD患者稍明显；注射示踪剂18小时后纹状体/小脑结合的^{123}I-β-CIT比率在AD患者中为5.5±1.1，与DLB患者的2.1±0.4有很大差别。

（2）乙酰胆碱系统。临床中发现AD患者对胆碱酯酶抑制剂反应是轻微而易变，直接检测胆碱能受体功能可能解释其原因，也能为患者的选择提供依据，因此现在正致力开发研究胆碱能系统特性的新的配体。两种SPECT配体正处于临床评估阶段：iodobenzovesamicol（IBVM）是乙酰胆碱终末密度的标记物，已经发现在NINCDS诊断的可能性大的AD患者中明显减少，早期研究显示有IBVM缺损的脑区与用FDG、PET或SPECT测量脑的葡萄糖代谢率减低的区域一致，如皮层顶枕区；iodine-labelled 3-quinuclidinyl benzilate（^{123}I[R,S]QNB）可与毒蕈碱受体结合，轻度AD患者减少非常少，但中重度AD患者减少的程度不一。这种配体具有高亲和力，^{123}I较长的生理半衰期（13.2小时）可使其成像延迟到注射后24小时，但可导致临床实际应用困难。目前，动力

较快的配体 ^{123}I-[R，R]QNB 正用于临床前实验评估。

2. 痴呆在 SPECT 扫描中的改变

人开始在智能方面有所减退，就是因为大脑器质性或者代谢性病变的原因造成的，这就是通常所说的痴呆。常见的痴呆一般划分为三种：伴有其他神经征象的痴呆综合征、具有痴呆征象的全身疾病和单独以痴呆作为突出症状的疾病。Alzheimer 病和血管性痴呆是其中比较常见的疾病。

（1）Alzheimer 病（AD）。对于早期的痴呆患者来说，SPECT 脑成像可以及时发现并把诊断的准确性提高。SPECT 作为阿尔茨海默病早期诊断的辅助工具，其意义已得到承认。^{99m}Tc-hmpao 的 SPECT 成像揭示，额叶血流灌注以及颞顶叶的缺损是阿尔茨海默病最主要的改变。对于没有患病的老年人来说，葡萄糖对其的作用不大，甚至起不到任何作用。而阿尔茨海默病患者表现为明显低代谢，SPECT 显像提示皮质区糖代谢明显降低，典型部位为双侧颞叶的海马受累。应用氟标记的脱氧葡萄糖（18F-FDG）和氧标记的二氧化碳（CO$_2$）对阿尔茨海默病进行 SPECT 检查，发现其脑代谢普遍下降，以联合区皮质下降最为显著，运动、感觉和视皮质以及大部分皮质下结构的代谢活动正常，或轻度下降。95% 的痴呆患者的葡萄糖代谢下降的程度和痴呆的严重程度不相上下。以混合的代谢比值及葡萄糖代谢率为指标，在临床诊断为可能性大的阿尔茨海默病中，其诊断的特异性为 97%，灵敏度为 94.4%。SPECT 成像有助于在极早期发现 AD 患者。

SPECT 在痴呆的鉴别诊断中发挥着重要的作用。AD 患者病理改变分布广泛，而血管性痴呆的梗死灶分散，后者根据部位和大小不同，可以引起不同程度的组织损伤，有的甚至可以完全恢复。在早期，病变缺损区有时没有办法观察到，但是 CT、MRI 可以被 SPECT 观察到，这是 SPECT 的优势。与此同时，AD 在神经心理检查前后 SPECT 显示的局部血流低灌注没有明显改变，但血管性痴呆患者低灌注区脑血流会随病情好转得到显著提升，且不会损害到更多的神经元。有时 AD 血管反应保留，而代谢减少，这反映了氧代谢率的减少，说明 AD 脑血流减少很可能是由于神经元退行性病变继发的代谢改变，而不是血管系统的反应异常。但血管性痴呆患者脑氧代谢正常，除非血管长期受累或病变存在，导致神经元受损，出现代谢功能障碍。

目前，临床资料和病理研究结果可以提示 AD 和额颞叶痴呆的鉴别点，除神经心理学检查外，SPECT 扫描是较好的鉴别诊断方法，因为在疾病早期额颞叶痴呆患者即出现特征性的额叶缺损。

（2）血管性痴呆。脑血管性痴呆是指因为血管因素直接导致的痴呆。血管因素主要是指脑内血管，即颈动脉与椎基底动脉两大系统。可以是这些血管本身的病变，也可以是颅外大血管及心脏的病变的影响，使大脑处于长期缺血状态而导致脑组织缺血缺氧性改变，使大脑功能全面衰退。5%的痴呆患病率发生在 65 岁以上的人群。国外关于痴呆病因的构成在脑血管性痴呆和 Alzheimer 病比例上和我国研究出来的数据略有差别。

在对血管性痴呆脑循环动态进行研究之后发现，血管性痴呆的脑血流以额叶为中心呈弥漫性低下状态。血管性痴呆的特征表现是斑片状灌注缺损区、一处或多处散在分布的低灌注区域。在亚急性期表现为局部高灌注，而慢性缺血期演变成普遍的脑血流低灌注。在一些梗死患者中，常出现血流缺损的轮廓，大部分为"楔形"，它的界限十分明显，多发生在血管边缘分水岭区，尤其是大脑中动脉和后动脉交界区。国内研究发现，血管性痴呆患者的 SPECT 图像多呈单一或局灶性血流灌注减低区，经常会出现在额、颞、顶叶及基底节，在颞下回和顶叶上有严重的不对称性。

（3）混合性痴呆。混合性痴呆指同时有多灶性脑梗死和 Alzheimer 病的痴呆。无论在临床上或仅从脑 SPECT 显像均难以区分出来，往往需要结合临床、CT、MRI 及 SPECT 的资料进行综合分析考虑。

（4）SPECT 在其他痴呆类型诊断中的应用。SPECT 的重要性在于它能在临床认知障碍和 CT 或 MRI 有表现前显示中枢神经系统受损情况。SPECT 可以在额叶痴呆的最初阶段即显示 rCBF 的明显异常。对于额颞叶痴呆，SPECT 可以在顶颞叶受累前就发现额叶低灌注的表现。皮质边缘灌注完整性的丧失，可以将早期额颞叶痴呆与其他引起额叶低灌注的原因区别开来。抑郁症是阿尔茨海默病性痴呆发病的危险因素，SPECT 发现老年抑郁症可有顶枕区和额叶灌注缺损。帕金森病患者会出现顶枕区和颞区 rCBF 缺损，与阿尔茨海默病性痴呆患者相似。亨廷顿病患者也可出现痴呆症状，在老人中可能被忽略，这些患者 SPECT 表现为尾状核 rCBF 减少，超过了 MRI 萎缩的程度。一些克-雅病性痴呆病例表现为全皮层的片状灌注缺损，但 CT 上表现正常，这样的结果在 HIV 脑病中也有报道。

第四节　老年认知功能障碍的神经心理学检查

在医学上，神经心理学这样被定义，它是一门刚开始起步的学科，专门研究脑功能损害和行为表现两者之间的关联，是心理学和神经科学的完美结合，为脑炎、脑外伤、帕金森病、痴呆和脑血管病脑部疾病的定位评估提供帮助。随着世界人口老龄化的加剧，人们将更多的目光放在了关注老年痴呆这个群体上，而神经心理学的检查成为诊断痴呆不可缺少的工具。

一、神经心理学评估的原则及内容

（一）神经心理评估概述

神经心理学在临床上的应用如何实现呢？那就是经过神经心理学严格的评估。神经心理学作为一种测验或评估的心理学技术，可以对表现人的个体差异的心理与行为进行客观、标准化的测量。神经心理学测验需要选择合适的测验或量表，量表是神经心理学测验的工具。信度和效度是评价测验或量表的重要指标。信度反映可靠性和稳定性，是指检测多次重复时，所测量的结果是否相同。把信度用信度系数来表示，系数越大，信度越高，结果越准确。信度指标有两个方面，即重测信度和评定者信度。所谓效度，即有效性，指的是测量的程度。敏感性和特异性是效度的两个重要指标。

测验除应在信度和效度方面达到要求外，还应标准化。所谓标准化，是指经过大量取样和提炼后获得的比较可靠和可用的测验过程。标准化的测验要有标准实施方法、标准的指导语、标准的答案、统一的计分方法，还要有一个常模。常模通常是由标准化样本结果计算而来的。

（二）神经心理学评估的内容和方法

神经心理评估在广义层面来说，其内容涉及方方面面，如人的情感、思维、感知和意志行为等心理过程。痴呆用神经心理学来评估时，侧重点在于非认知领域，如情感行为和认知有关联的领域。

1. 认知相关领域的评估

（1）注意力。注意力、集中和跟踪能力在理论上很容易区分，但是操作时区分就比较困难。注意力是额叶功能之一。注意力缺陷主要是精神分散或者不能集中做事。完整的注意力是集中和跟踪的先决条件。注意力是其他很多心理活动的基础，因而在众多系统评估痴呆的内容中，注意力就是其中一项。

我们可以通过数字广度、连线测验和划消测验来完成注意力的检测。在医学上，为了检查注意力，经常用到的测验是划消测验，这个测验在重复的运动速度和视觉反应方面需要被试者的速度要快，评分低说明患者总体反应速度慢，有注意力障碍。完成这个试验不仅需要注意力的完整，还需要抑制反应、视觉扫描和快速地运动等。有数字划消、字母划消和符号划消三种。详细的操作方法如下：有数行字母或者数字，中间散布着指定的靶字母或数字，要求被试者用最快的速度划掉靶字母或数字。评分根据时间、漏划数和错误数计算。相对来说，操作简单的是连线测验，主要检测运动速度和注意力这两个方面的内容。它划分为两个部分：A部分为单纯的数字连线，要求用最快的速度把1～25按照顺序连接好；B部分为数字和字母两者互相交替连线，数字1～3和字母A～M，连线方法是1-A-2-B～12-L-13-M，记分方法为完成时间。A部分反映右侧大脑半球的功能；B部分反映左侧大脑半球的功能，因为它除了包含直觉运动速度外，还包含概念和注意转换效应。本测验对弥漫性或一侧大脑的损害比较敏感，对额叶功能的评定也有用。

（2）定向力。定向力是指对身处环境的识别和分辨能力，持续完整的注意力、记忆力和感知觉能力等特定的记忆力障碍或者感知觉障碍是决定定向力是否完整的决定性因素，同时可以导致特定的定向力障碍。

定向力障碍是脑疾病最常见的症状，其中最先受到损害的是时间和空间定向力，同时常伴有保持能力和注意力受损，人物定向常最后受累。

对患者的时间、空间和有关姓名、年龄以及婚姻状况的人物定向情况的询问是所有正式的精神状态检查和大多数记忆测验的一部分。时间定向力的检查通常包括3或4项（年、月、日和星期），地点定向至少包括2项（当时所在地和所在城市名）。评分标准大概是这样的：5或者7项时空定向条目中有2项以上错误，就表示该项测验异常。但进行这些测验的前提是答案不能提前泄露，如不能问你住院多久了。这样，对方很快就反应过来是在医院。当然，地点定向力也包括对方向和距离的正确认识，如可以问患者：家在医院的什么方向，需要多长时间可以到家，等等。

（3）记忆力。它是我们众多精神活动中的一部分，指的是我们所接触过及所掌握的信息和经验的长期储存的过程。记忆力分成以下三个方面：① 信息的获得或记录；② 巩固或保留；③ 再现（即回忆）。按记忆时程的长短可将记忆分为瞬时、短时和长时记忆。瞬时记忆为时不超过 2 秒，短时记忆为时不超过 1 分钟，长时记忆的时间为 1 分钟以上乃至终生。长时记忆可以被分为两类：外显性记忆（陈述性记忆）和内隐性记忆（程序性记忆或无意识记忆）。多数临床记忆评估主要集中在以下三种记忆类型：短时记忆、情节记忆和语义记忆。

短时记忆的检查可以采用数字广度测验，测试顺背数字时，主试者依次呈现一组数字，数字的数目从少至多（一般顺背从 3 位开始），听完之后，要求被试者立刻进行重复，回答准确无误，复述者才可以得到分数，按顺序背诵的最高分计位数计分；倒背则要求在听完之后，被试者颠倒顺序之后再进行复述，通常都是从 2 开始，如 5 到 3，复数的时候就应该是 3 到 5，这个顺序要完全倒过来，假如背成 4-3-5 就是错误的，记分标准同顺背。顺背试验可以测试患者的听觉注意和听觉记忆广度；而倒背数字测验则除记忆广度外，还要求短时间储存几个数字，并且要求在脑内将它们颠倒过来。

情节记忆的检查主要通过学习和延迟回忆或再认一些词、短语或句子、图形，这些信息可通过听觉或视觉的形式来呈现。国外常用测查情节记忆的测验有自由和线索选择性提示测验、California 词语学习测验（CVLT）、韦氏智力量表中的逻辑记忆、Rey 复杂图形和本顿视觉保持测验等。

分类（语义）词语流畅（如动物、植物和衣服）、韦氏智力量表的词汇分测验和命名测验都能够测查语义记忆。

（4）智力检测。整体来说，韦氏成人智力量表 – Ⅲ（WAIS-Ⅲ）或者韦氏儿童智力量表 – Ⅲ 是用于评估智力水平的方法，这些测验产生了全球标准化的智商评分标准。WAIS-R 共有 11 个分测验，其中包括六个言语量表：常识、数字广度、词汇、算术、领悟和相似性；五个操作量表：填图、图片排列、积木图案、完成图像和数字符号。所有 11 个分测验分数合并成全量表分数，并可以分别求得三个智力商数：言语智商（VIQ）、操作智商（PIQ）和总智商（FIQ）。任何年龄平均分为 100 分，15 是标准差的范围。也可以根据认知功能域将其亚试验分为以下几组：语言理解能力、感知的组织能力、工作记忆和处理速率。我们整体的一个智能水平的高低，IQ 总的评分依次就能够彻底地反映出来，但是神经心理学家却更重视每一项评分情况，因为这些试验能够提示特定区域的认知功能障碍。当然也有其他测验来检验总体智力情况，包括非语言性的。

（5）语言功能。语言功能的检查包括以下几方面。① 自发语言。② 单词、段落和句子的复述（复述困难被证明病变部位在 Broca 区和 Wernicke 区之间）。③ 言语理解：如命令被试者"伸出您的舌头""把您的左手放在您的右耳朵上"等；"是"或"否"回答，如"地球是圆的吗"等；让被试者指向某种物体；④ 命名：让被试者命名不同的物体，包括物体的颜色、形状等。⑤ 阅读：让被试者大声朗读并解释读过的这段话。怎么界定为失读呢？简单来说，就是出现了障碍；⑥ 书写：出一两个句子让被试者抄写，或者是被试者自己编写几句子。

针对痴呆患者进行的诊断以及鉴别级别的诊断，语言功能检查对其有很大的帮助。比如，痴呆各种诊断标准中，失语就是其中的一项诊断。对痴呆诊断最为敏感和最有价值的，当属语言功能中命名和词语流畅（包括语音流畅和语义流畅），故在痴呆患者的诊断和鉴别诊断时，常选用包含语言功能的综合测验或有针对性的单项检查。

（6）执行功能。连续性、监测能力、计划性和抽象化这些都涵盖在执行功能中，具体的表现是抑制错误反应、为处理新事物的能力、选择策略、对之前的行为进行监控以及对以后的行为针对反馈回来的机制进行有效的调整的能力。执行功能是前额叶功能中的一项，也是我们人类最具优势的功能。

执行功能的标准检测方法就是保持测验和转换测验。转换测验的过程会使用一些符号，这些符号可以形状的顺序、颜色或者大小来区分好，受试者要根据自己分析判断出最原始的一个排序规则。试验过程中，在受试者不知道的情况下，排序规则是可以被更改的。医学上较常用到的检查执行功能方面的测验有很多，如 Stroop 字色测验、威斯康星卡片分类测验（WCST）、伦敦塔测验、Porteus 迷津测验、词语流畅测验和连线试验 B。Stroop 字色测验主要的特点就是，接受测试者要把书写色字的颜色重新命名，如绿字要用黄色来写，这个时候接受测试的人就命名为黄色。整个测试过程中，被测试者要时刻控制自己读字的欲望，以便重新命名颜色时做出的反应是正确的。

（7）视空间功能。视空间功能包含两个方面：一是视觉活动；二是空间能力。评价视空间功能的测验包括韦氏成人智力量表修订版（WAIS-R）中的积木测验、Rey-Osterreith 复杂图形、画钟试验和图形复制等。其中，积木测验是测查三维空间的，而其他主要测查三维空间。Rey-Osterreith 复杂图形除测查复制外，还有延迟回忆项目（实际上测查了非言语的情节记忆），反映了非优势半球的功能。

在痴呆的早期，视空间功能损害通常较轻。疾病随着时间逐渐加剧，很多患者会因为视空间障碍，在日常生活的方方面面受到影响，有的 AD 患者甚至无法判断回家的路，出现迷路或走失。

2.非认知领域的评估

痴呆非认知领域的评估除包含精神行为症状（BPSD）评估外，还包括功能状态或日常生活活动的评估。

（1）精神行为症状。一般来说，精神行为症状通常包括以下几个方面。

A. 幻觉。幻觉是指感觉器官在不受现实作用的刺激下产生的知觉体验，这种知觉是虚幻的，没有依据的。根据所涉及的器官，幻觉分为幻听、幻视、幻触、幻味、幻嗅以及内脏性幻觉。幻听和幻视在痴呆患者中较为常见。幻听可分为非言语性和言语性，常影响思维、情感和行为，患者可侧耳倾听，甚至与幻听对话，破口大骂，也可能出现攻击性行为。幻视内容也十分多样，从单调的光、色、各种形象到清晰的人物、景象、场面等。幻视在 AD 患者中最为常见。

B. 妄想。妄想是不正常的一种对事物的判断和假设性的推理，是一种病理性的歪曲信念，属思维内容障碍。AD 患者的妄想内容一般包括被偷妄想、不忠实妄想、被抛弃妄想和被害妄想。妄想，最常见于疾病的中晚期。妄想常导致患者漫游、激惹，并出现攻击和暴力行为。

幻觉和妄想常被统称为精神症状。精神症状的存在不仅是攻击性行为的独立危险因素，还与快速功能状态恶化以及过早住进专业照料机构有关。有研究发现，Lewy 体痴呆患者的幻觉和妄想发生率（分别为 56% 和 60%）远远高于 AD（分别为 15% 和 32%），认为精神症状的评定对有效区分两者很有帮助。

常用的量表如阿尔茨海默病行为症状量表（BEHAVE-AD）和神经精神问卷（NPI）均能用于评定幻觉和妄想。

C. 情感障碍。所谓情感，就是作为个体对客观事物所产生的态度，同时伴随内心世界的体验。情感性质的改变种类很多，如心情愉悦、情感高涨、焦虑以及抑郁等，而情感稳定性的改变则包括情感不稳、容易动怒和情感冷淡。

没有愉悦感，时常低落的情绪和对任何事情提不起兴趣，同时会思维迟缓、精神运动迟滞或不能集中注意力以及在睡眠、食欲方面和平时完全不同，情况严重的患者，甚至会有轻生的念头和行为，这就是很典型的抑郁症。

评价抑郁的重要性：痴呆患者时常也有抑郁症或者有抑郁症的倾向；抑郁症本身可以引起认知功能损害，其是痴呆的鉴别诊断之一；抑郁与痴呆患者的日常生活能力损害和生活质量的下降密切相关；痴呆患者同时患有抑郁的，增加了照料者的抑郁和负担；抑郁与痴呆患者住院和早期进入照料机构相关。康奈尔痴呆抑郁量表（CSDD）、老年抑郁量表（GDS）和汉密尔顿抑郁量表（HDRS）这三种是经常作为评价痴呆患者抑郁症状的量表。

这里要特别说明情感淡漠和抑郁（或情感低落）有很大的差别，两者有相互交集的地方，但又分别有不同的特点。具体来说，情感淡漠的核心特征是缺乏明确的动机，在认知行为、情感领域会产生一定的影响。

在额叶功能障碍的众多表现中，情感淡漠就是其中之一，前扣带回－皮层下环路胆碱能功能障碍导致情感淡漠。累及额叶的疾病（如额颞叶痴呆）情感淡漠出现早且突出。AD在疾病的早期也存在情感淡漠。痴呆患者本来就存在的功能损害会因为情感的淡漠而加重，同时增加照料者的痛苦，因此关注并评定情感淡漠很有必要。NPI中有评定淡漠的项目。此外，专门评定情感淡漠的量表有痴呆情感淡漠会晤和评定（DAIR）、情感淡漠清单、情感淡漠评估量表等。

D. 行为症状。和痴呆相关的常见行为症状包括激越、行为具有攻击性（言语和躯体）、无目的活动、漫游和行为不适当等。对攻击行为定义非常多，它本身是行为异常的突出表现。比较全面的定义如下：这是一种过激行为，它是有目的有攻击性的。研究表明，妄想、偏执决定了言语的攻击，而幻觉决定了躯体性攻击行为。另外，认知功能的损害也决定了行为异常，认知功能在全面损害的情况下，漫游、无目的活动和不适当行为更容易出现；即使对影响行为症状的认知功能被矫正了，但是功能状态和行为症状对痴呆患者的影响也不能根除。因此，大多数的痴呆患者需要到医院接受治疗，这增加了照料者的负担和精神痛苦。所以，为了患者和家属，必须对障碍行为进行评估和治疗。行为症状的评价较常用的工具有痴呆患者行为评定量表（BRSD）、记忆和行为问题清单修订版（RMBPC）、Cohen-Mansfield激越清单（CMAI）、神经行为评定量表（NRS）和阿尔茨海默病行为症状量表（BEHAVE-AD）。

（2）功能状态或日常生活活动。平时，我们在家和在社区进行的全部活动，都可以把功能状态反映得淋漓尽致。日常活动有两种类别，即工具性日常生活活动（IADL）和基本日常生活活动（BADL）。IADL包含复杂化、日常化的活动，如用手机打电话、对自己钱财的打理、开车出行、准备饭菜等；BADL是指在日常生活中，能独立生活的技能，如穿衣服、洗澡、吃饭和上厕所等。痴呆患者通常最早累及的是IADL，有时IADL受损甚至是早期痴呆患者就诊的最主要症状，而BADL只有在痴呆患者的中晚期之后才会受累。

（三）神经心理学测验在痴呆诊治中的作用

1. 病变定位和定侧

通过众多的专家学者的各种研究资料表明，参与语言和抽象思维是优势半球（通常是左侧大脑半球）的主要功能；参与时间和空间的定向，非言语材料，如形象、图画和音乐节律等的感知和记忆，这是非优势半球（通常是右侧大脑半球）负责部分。所以，神经心理学测验能进行病变定侧。举个例子，判断病变发生在左侧还是右侧大脑半球，依据就是词语学习，若词语异常，病变就在左侧大脑半球，而复杂图形测验出现异常则提示右侧大脑半球功能障碍。

神经心理学测验不仅可以定侧，还有定位的作用，协助了解病灶是位于哪个脑叶，是皮质还是皮质下等。例如，反映执行功能的威斯康星卡片分类测验的异常能够提示额叶病变，情节记忆的缺陷能提示颞叶内侧和海马的病变。在某种意义上，我们可以将神经心理学评估理解为神经科查体的延伸和补充，其主要针对皮质联合区。由于神经影像学的发展，神经心理学测验的定位和定侧作用在临床上的应用受到了一定的削弱，但对于神经影像学上并无特异性阳性发现的某些患者（如早期AD）病变的定位仍有很重要的意义。

2. 痴呆的诊断

这是神经心理学评估最重要的作用。痴呆是一种临床综合征，是多种原因造成的获得性全面性智能障碍。痴呆的诊断通常要求记忆力损害和一个以上认知功能的损害。神经心理学评估能够早期发现这些损害，并且将其标准化和量化，故而，神经心理学在痴呆的早期诊断中有很重要的价值。某些痴呆的诊断标准（如

NINCDS/ADRDA）也将神经心理学评估作为痴呆诊断的十分重要的条件。

3. 痴呆严重程度的划分

临床上和科研中常将全面评估的量表（如总体衰退量表即 GDS 和临床痴呆评定表即 CDR）作为痴呆严重程度划分的工具，也可以参照认知功能的测查来评定痴呆严重程度，有代表性的量表是简易精神状态检查（MMSE）和阿尔茨海默病评估量表认知部分（ADAS-cog）以及日常生活能力（ADL）。

4. 痴呆的鉴别诊断

神经心理学评估能够鉴别器质性和功能性疾病。例如，抑郁症可影响患者的认知功能，有时甚至有"抑郁性假性痴呆"之称，但抑郁症和 AD 认知损害的特征不同，长期延迟回忆、再认和语义流畅能够有效区分抑郁症和早期 AD。神经心理学评估对不同类型痴呆也有鉴别作用。例如，Hachinski 缺血评分是区分血管性痴呆和 AD 的一种工具；执行功能的检查和精神行为的测查有利于鉴别 AD 和额颞叶痴呆。

5. 痴呆的治疗评估和疗效的评价

痴呆只是全面的脑功能的损害，但不是全部损害，在所有痴呆患者中，有部分脑功能在患者患病晚期却相对保留了下来。对神经心理学进行系统评估，对于已经损害的功能和尚存完好的功能都能及时发现，但变性病所致的痴呆（如 AD）直到现在都没有找到根治的方法，只能最大限度地把剩余的残缺功能加以利用，所以，在痴呆患者的治疗以及护理计划的制订中，全面的神经心理学评估都能为其提供全面的参考。通过治疗前后神经心理评估结果的对比能够判断治疗的效果，神经心理学评估常用于抗痴呆药物的临床试验，作为评价药物疗效的工具。

（四）神经心理学测验的选择原则

目前，总共约有几百种神经心理学测验，每年在文献上还有新的测验方法发表。因此，从众多的测验中选择合适的测验显得十分重要。一般来说，选择量表时应注意以下几个方面。

1. 根据测查目的选量表

如用于人群的筛查，应选用耗时少且敏感性高的量表，而用于确诊则要选用特异性高并且测查较为全面的量表。

2. 根据所要测查的功能选择量表

如要测查空间记忆应选用 Rey 复杂图形等量表，要测查言语记忆的功能则可选用逻辑记忆和词语学习等量表,以此类推。

3. 根据被试的情况选择量表

如果被试者是文盲,应选择不受文化程度影响或影响较小的量表。

4. 根据临床情况选择合适量表

如患者以记忆障碍为主诉就诊,应选择测查记忆力(包括言语和非言语)以及与其相关的量表;对于临床上怀疑额颞叶痴呆的患者应主要选择测查注意力、执行功能、语言功能和精神行为症状的量表,而不是将重点放在记忆力的测查上。

5. 根据痴呆不同阶段选择

认知功能损害到怎样的程度和广度,在痴呆的每个阶段都不尽相同,且每个量表针对不同阶段痴呆的敏感性也不同。目前的量表多为针对早中期痴呆而设计,所以对于晚期或终末期的痴呆并不适合。例如,MMSE 评定重度到极重度痴呆时会出现"地板效应",不能用于该阶段痴呆的评定。

6. 神经心理学测验的顺序

心理测试一般情况下有两种。第一种是以患者的临床资料为依据,然后主试者直接根据情况,相对应地去进行神经心理学检查。这种方式优势在于,可以大大缩短检查的时间,劣势在于没有很强的针对性,而且最终的判断只是依靠过往的经验,一些重要的功能测试极有可能被遗漏掉。第二种相较于第一种是先进行相对全面的脑功能筛查,如 MMSE,待检测结果出来之后,再有针对性地检查一些单项测验。这种测验的优势在于,针对性很强且相对全面,但操作费时是这个测试最大的缺点。

(五)神经心理学测验的实施

1. 主试者

医师或者技师只有经过相对专业的训练才可以有资格成为主试者。进行测试之前,主试者应该对被试者进行一个简单的人口资料和临床的了解,同时要准备好相关的测试工具。在测试的整个过程当中,指导语应该尽可能标准化,要有清晰洪亮的声音,避免因为语言不够规范而导致被试者指令接收不到,同时在语调上尽量统一,肢体动作和面部表情尽量一致,避免误导被试者。在这个操作的过程中,主试者在第一时间要去鼓励和肯定被试者所取得的成绩,可以用一些话去鼓励,如"不用记住所有,你做得很好"或者"很好,不错"等。

被试者如果无法完成时，这时候应安慰被试者，这样的做法对调动被试者的积极性有很大的帮助，但不要对具体的项目进行褒贬、指导或帮助。在测试的整个过程中，除了要把被试者的测试成绩非常详细地记录下来之外，干扰测试的一些因素也要记录下来，这样有助于在分析结果时作为参考依据。

2. 被试者

多数神经心理测验一般指的是，主试者把刺激引导出来，然后被试者根据这个刺激做出相应的反应。这个测试过程中，被测试者必须配合主试者，两人是合作的关系。因此，这个神经心理评估的测试并不适合所有的患者，若患者是疾病急性期或意识障碍的就无法参加测试。如果患者是试听有障碍的，就需要在开始进行测试之前，与之沟通，为其准备好在测试过程所需要的助听器和老花镜等器具。系统神经心理评估的时间相对较长，测试作业受被试者的精力和体力等因素影响，使测验无法继续时需要做出相应的调整，评估被试者的具体情况，然后进行对应的调整，如分段式地进行测验或者把测验的难度降低等；被试者开始注意力无法集中或者出现疲惫的神色的时候，测验就要立刻停止。若被试者不好好配合，要努力去解释疏导，让被试者充分理解。

3. 环境

在进行测试时，有条件的情况下，最好选择在专门的神经心理室进行，保证室内光线充足，安静舒适，同时确保被试者能够清晰地看到所呈现的图片以及问题。物体在房间内摆放的位置不能影响测试，如被试者的视线范围内不能出现钟表等挂件，原因是时间的定向力和画钟试验的最终结果会受到影响。在现场的只有主试者和被试者，其他人都要尽可能地避免出现在此，这样被试者被干扰的因素才会相对减少。还有一些特殊的被测试情况，如面对行动不便的测试者，选择的环境只能是病房的床边，这个时候离开现场的人员就包括家属以及病友。

二、痴呆诊断中常用的神经心理学量表

（一）评定认知功能的量表

很多量表都可以用在评估认知功能上面，接下来选择几个有代表性的详细介绍下。

1. 筛查量表

（1）简易精神状态检查（MMSE）。这个检查总共 30 个项目，由不同类型的 20 道题目组成。该量表简单，易于操作，整个过程仅需时 5～10min。已经证明，该量表有良好的信度和效度，是迄今为止应用最广泛的标准的认知功能筛选量表。

（2）7 分钟筛选量表。7 分钟量表是一种用于区别痴呆和正常人的筛选量表，由有经验的评估者完成。主要包括 4 项与痴呆有关的认知功能评定，即加强线索回忆、言语流畅度、即时定向力和画钟试验。用来检验痴呆患者认知功能，其优点在于迅速和快捷，不需要临床判断能力，有助于区别年龄相关记忆障碍与轻度认知功能减退患者，优于其他量表之处在于其无年龄和文化程度的统计学差异。

2. 总体认知功能评定量表

（1）Mattis 痴呆评估量表（DRS）。该量表主要涉及记忆力、结构、开始和持续、概念、注意力等认知功能领域，对额叶和额叶-皮层下功能障碍敏感，记忆和开始/持续分项能够将 AD 和健康老年人区分开，还能够有效区分 AD 和其他痴呆，在临床上和科研中已经广泛应用于 AD 患者的全面认知功能评估。

（2）扩充痴呆量表（ESD）。ESD 测查的能力包括学习、记忆、注意、定向力、计算、抽象思维、言语能力（言语理解和词语流畅）和空间结构等方面。

（3）阿尔茨海默病评估量表（ADAS）。对于阿尔茨海默病患者常见症状的评估，相对比这个工具在各个方面都是经常被使用到的，也是比较全面准确的，对于痴呆的早期诊断及评价疾病的进展都有作用。

3. 评价记忆的量表

常用的有词语学习测验、Fuld 物体记忆测验（FOM）、Rey 复杂图形测验等。

4. 测查语言功能的量表

从整体上来看，认知功能评定的量表中包含关于语言功能的测查这一项，但这些量表在语言功能测查方面并不是那么全面。在我国，目前主要有汉语失语症检查法和汉语失语症成套测验（ABC）两种全面评价语言功能的量表。在国外，通常用于评价语言功能的量表是西方失语症成套测验以及波士顿诊断性失语症检查（BDAE）。

5.测查视空间能力的量表

积木测验、Rey复杂图形和画钟试验均可反映视空间功能。

6.测查执行功能的量表

测查执行功能的量表包括词语流畅度量表、连线测验、威斯康星卡片分类测验。

(二) 非认知功能的评定

痴呆患者除有认知功能损害外,还常伴有情绪、精神行为等障碍,因此非认知功能的评估对于痴呆的诊断和鉴别诊断十分重要。以下介绍常用于评价抑郁症状和精神行为症状的量表。

1.评定抑郁症状的量表

常用于评价痴呆患者抑郁症状的量表有三种:老年抑郁量表、康奈尔痴呆抑郁量表、汉密尔顿抑郁量表。

2.评价行为和精神症状的量表

评价行为和精神症状的量表包括BEHAVE-AD量表、阿尔茨海默病的行为症状(BEHAVE-AD)、神经精神问卷(NPI)。此外,痴呆行为评定量表也是评定精神行为症状的量表之一。

3.评定日常生活能力和社会功能

常用的量表有日常生活活动(ADL)、社会功能活动调查(FAQ)。ADL是常用的评价老年人躯体功能状况的量表,国内外已经广为应用。FAQ又译为Pfeffer功能活动调查表(POD),主要评定一些需要比较复杂的认知功能参与的社会性功能,因此与认知功能的水平明确相关。

4.评定痴呆严重程度

常用的有临床痴呆评定量表(CDR)、全面衰退量表(GDS)。

5.用于痴呆鉴别诊断的量表

常用Hachinski缺血指数鉴别血管性痴呆和阿尔茨海默病。

三、常见痴呆类型的神经心理学表现

(一) AD的神经心理学表现

以下从认知领域和精神行为领域两个方面来具体描述。

1.认知领域

AD患者通常在很多的认知领域有着损害,而记忆力,尤其是近期记忆损害最为典型。

(1)记忆力。记忆力的测查对于AD患者来说是必需的。在早期受到损害最小的就是AD患者的远期记忆力,但是受损较为明显的是近期记忆力,其主要特点就是对于新知识和编码的学习存在障碍。对早期AD的记忆障碍的发现,听觉词语学习测验(AVLT)、California词语学习测验(CVLT)等词语学习都是十分敏感的。词语学习测验经常表现出的行为有:① 早期AD患者记忆障碍最早且较为明显的表现,就是延迟自由回忆明显受到损伤。② 在第一时间去回忆,也只是把词语最后的词回忆出来而已(受损比较轻微的是最后呈现的词语),因为受损相对严重的是最早的词,所以清单开始的词是回忆不出来的,并且重复呈现后即刻回忆的成绩并不增加。③ 在词语测验中,AD患者插入性错误的出现率明显大于正常对照和皮层下痴呆患者(如Huntington病),插入性错误对AD的诊断有特异性。④在词语测验中,AD患者插入性错误的出现率明显大于正常对照和皮层下痴呆患者(如Huntington病),插入性错误对AD的诊断有特异性。对插入性错误主要有两种解释:① 因为插入性错误主要是语义相关条目(如把椅子说成桌子),所以认为插入性错误是语义记忆程序障碍所致。② 插入性错误可能是由于再现过程中的输出抑制缺陷所致。

MRI已经证实了早期AD患者海马、颞叶内侧严重受累,这些部位负责记忆的登记和编码功能,AD患者记忆障碍的神经心理学特征可以用这些部位的病变来解释。

当AD患者进入中期时,即刻和延迟自由回忆的成绩会达到一个非常低的层次,因此即使即刻和延迟自由回忆是诊断早期AD最敏感的指标,但并不适用于AD严重程度的划分。

(2)语言。语言功能障碍是AD的核心症状之一。几项研究已经证实,早发型AD比晚发型AD患者更容易出现语言障碍,这可能是由生物学上的差异引起。除大多数的情况外,AD患者最开始出现的症状有极大可能是失语,而这又与原发性的进行失语两者分辨不清,混为一谈。

AD患者最常见的语言功能障碍是找词困难或命名障碍。找词困难可通过词语流畅来测查,其中语义流畅最为敏感,AD患者语义流畅一项成绩差表现为在单位时间内说出的词明显低于正常对照。在波士顿命名测验中，早期 AD 患者正确命名数减少，错误命名主要为语义上级和语义相关错误。由于语义知识是等级管理，这提示早期 AD 患者命名障碍是一种语义程序障碍，即 AD 更容易损害的是访问下级词或低位词的能力。

在早期经常会出现书写障碍，这就警示我们顶叶早期受累，痴呆越严重，书写障碍也随之加剧。AD 患者的书写障碍原因有很多，如词汇语义系统的障碍、持续等。

（3）视空间功能。视觉感觉在早期 AD 患者损害的可能性很低，如在波士顿命名测验中，对于常见的物体，患者还是可以识别出来的。AD 早期视空间结构可能出现损害，但简单图形的复制并不能发现视空间结构障碍，而较为复杂的测验如画钟试验、Rey 复杂图形测验和积木测验往往能够发现这些障碍。随着病情的进展，视空间合成障碍如不认识熟人的面容和熟悉的环境会逐渐出现。认知功能全面衰退的重度患者，画钟试验是不能独立完成的。而中度患者通常只能完成一个闭锁的圈或者把数字位置放置错误。画钟试验对于轻度 AD 患者来说，主要错误表现在钟表的指针不知如何放置或者放置的位置错误。

（4）执行功能。工作记忆、判断和抽象等推理能力受到损害，这都是 AD 患者早期执行功能障碍会出现的情况，保持和转换能力、维持注意和分散注意明显受损。具体表现在，威斯康星卡片分类测验时，AD 患者完成的分类数减少，坚持性错误增多。坚持性错误是指在分类原则已经改变后，AD 患者不能放弃旧的分类原则，不能顽固不化地秉持原来的分类原则进行分类。坚持性错误反映了患者概念形成以及抑制错误反应、监控能力和反馈机制的障碍。

（5）失用。早发型 AD 的失用对比晚发型表现得并不是很明显。早期 AD 患者表现不突出的还有观念运动性失用。医学界的专家普遍认为，患者执行命令的反应潜伏期的测定，也是比较敏感地对测查 AD 患者亚临床失用的方法；相对比传统测查有目的活动，测查患者无意义的姿势显得尤为敏感。

2. 非认知领域

虽然认知功能受损是 AD 的核心症状，各诊断标准未将非认知症状作为诊断 AD 的必备条件，但非认知或行为症状却是 AD 的重要组成部分。下面列出的是 AD 最常见的非认知功能障碍。最常用于评价精神行为症状的量表是阿尔茨海默病行为症状量表。

（1）人格改变。在 AD 中，很常见的情况就是患者的人格改变，而且这种改变一般在患者患病之初就出现了，也有一部分出现是早于认知障碍发生的。AD 患者中会人格改变的占到 3/4，Mega 等人发现淡漠是比较常见的 AD 人格改变，其他症状如激怒的出现率是 42%，抑制的出现率是 36%。这其中有一个特别的现象就是痴呆的严重程度与人格改变有很大的关联性，痴呆的情况越严重，淡漠也会随之加剧；中度认知功能障碍患者激怒的发病率降低；脱抑制与痴呆程度呈负相关。

（2）妄想。不同研究报道 AD 患者妄想的发生率存在差别，范围在 11%~73% 之间，这可能由检查行为异常的方法不同等多种原因造成。妄想最常见于疾病的中期。

（3）幻觉。AD 患者中，幻觉出现的比例是 1/5 左右。AD 的最早期极有可能出现的症状就是幻觉，而这种发生率会在痴呆的晚期大幅度降低。视幻觉相对听幻觉较多见，嗅幻觉、味幻觉和触幻觉次之。AD 患者出现幻觉的情况后，在很多行为上会表现出异样，如类偏执思想、被害妄想症等。幻觉的出现，说明 AD 患者的认知功能已经出现问题，而且越往后下降越厉害。

（4）病理性心境恶劣和抑郁。根据报道，在全部 AD 患者中，会有抑郁症的占着 40%~50%，这其中被诊断为抑郁症的一般只有 10%~30%。痴呆的发生和抑郁症发生的概率之间有什么关系，到现在还没有一个明确的根据。AD 患者精神状态，受到众多因素的制约，如患者信息的获取、AD 患者对于自身的精神状态无法准确地诉说、存在抑郁症和 AD 患者共有的非特异性自主神经症状。

（5）欣快或兴高采烈、焦虑、易怒。AD 患者欣快或兴高采烈的发生率为 3%~17%，而真正的躁狂症很少。随着认知障碍加重，欣快感发作次数逐渐减少。AD 患者中，存在焦虑的占 12%~50%。在 AD 患者中易怒也很常见，所占的比率是 1/4~1/3。

（6）激惹行为。在 AD 患者中，出现激惹或攻击行为的占 18%~65%。在 AD 患者中可见到一种最具戏剧化的激惹行为就是灾难性反应，表现为一些过度的突发情感反应和躯体反应，灾难性反应可能表现为一种暴力行为，如突发愤怒行为、嚎叫或者尖叫、攻击性言语、身体侵犯或者攻击，但也可能是消极性的。

（二）血管性痴呆（VD）的神经心理学

由于血管性痴呆病因和病变部位的多样性，其神经心理学结果也表现各异，与病变的位置、数目、大小等相关。尽管目前没有对血管性痴呆的神经心理学标准形成一致的意见，但血管性痴呆的神经心理学表现还是有一定的特征性的。总而言之，血管性痴呆更像皮层下-额叶损害模式，而不是皮层损害模式。

1. 记忆障碍

对于 VD 的初期阶段，记忆障碍不是它的突出特征，出现的可能性也不高，但记忆障碍在 VD 患者中还是较为常见的。通过神经解剖学或者神经病理学的知识来解释 VD 和 AD 记忆障碍损害模式的区别，可以发现连接前额叶和皮层下的长传导束比较容易受到损害的是 VD 患者，而内嗅皮层和海马是比较不容易受到损害的。

2. 执行功能障碍

VD 患者常见执行功能障碍，主要包含计划的能力、概念形成、推理、灵活性、抽象化和注意力转移等。VD 的执行功能损害通常是广泛的，并不限定于特定的成分。一项研究认为，VD 患者表现出了再认正常并且词语流畅受损的分离模式，这两项能有效区分 VD 和 AD。

3. 精神运动速度的减慢

精神运动能力不是一个相对简单的概念，它有自身的复杂性，通常也可以被定义为是精神运动速度的反应。关于对精神运动能力的评估，一般有两个类型的试验：一是运动灵活性测验（即运动相关测验），二是信息加工速度、视觉运动跟踪测验（即认知相关测验）。多脑区的功能在精神运动测验中都能体现出来，如皮层下白质、基底节和小脑等。目前，认知相关测验是判断 VD 患者精神运动能力的主要的测验，在反应精神运动速度的测验中，AD 患者的成绩远远高于 VD 患者。并且，精神运动速度的减慢随 VD 病情的进展而加重，晚期 VD 精神运动速度的成绩明显差于早期 VD。

4. 视空间能力

视空间能力测验（画钟试验和 Rey-Osterrieth 复杂图形）中，取得成绩相对较差的就是 VD 患者。由视空间损害的定量可以看出，视空间的损害和 VD 患者的执行功能障碍有着或多或少的关联。

5. 命名测验

命名测验中，AD 患者的正确命名低于 VD 患者，而 AD 的插入性错误高于 VD。在词汇-语义能力方面，VD 患者相对比 AD 患者没有完全展现出来，但是在口语以及语法表达方面,损害程度相对严重。口语表达障碍表现为构音障碍、语速减慢、音调和音律障碍。

总的来说,VD 的神经心理学具有异质性,但精神运动速度减慢、执行功能障碍和记忆测查中再认正常是 VD 的神经心理学特征。

(三)额颞叶痴呆的神经心理学表现

这种痴呆的主要特征表现是人格、行为和社会能力明显障碍。

1. 记忆障碍

虽然 FTD 患者有记忆障碍主诉,但在记忆力的测查中 FTD 与 AD 明显不同。在近记忆力的测查中,FTD 患者基本正常或只有轻度损害,可能与注意力不集中、动机缺乏等相关。

2. 语言功能障碍

FTD 患者常有语言功能障碍,典型表现为找词困难,而语言理解能力正常。在失语成套测验中常表现为自发语言的流畅性差和自发语言的内容减少,这可以理解为一种语言输出功能的障碍,是 FTD 的特征性表现之一。

3. 注意力和执行功能障碍

FTD 患者词语流畅测验成绩明显较差,特别是语音流畅一项,患者在 1 分钟内说出的单词数常少于 5 个;FTD 患者的数字符号替代试验、数字广度倒背测验、连线试验 B、迷宫测验和威斯康星卡片分类等试验的成绩都较差。

4. 组织管理能力障碍

FTD 的突出表现是明显的人格和社会行为改变。一些患者可以表现为脱抑制、活动过度和不安行为。他们可能在不恰当的时候讲笑话、拍手、唱歌或跳舞。他们也易于冲动和社会能力丧失,也可能会性欲增加。而另一些患者则特别冷漠和散漫,缺乏主动性,受到外界刺激时,反应性灵敏度下降。对于 FTD 来说,明显的行为异常主要表现是口欲增强和饮食习惯改变。FTD 的主要特征是刻板和拘泥动作,如患者在漫游时采用同一路线;对日常生活规律严格坚持,使一些行为变得公式化。FTD 的不同结果受精神行为症状的评定的影响。虽然多用评分表(BEHAVEAD)作为一种评定精神行为症状的方式,但这种方法并没有体现脱抑制项目,所以不适用于 FTD 患者。

(四)Lewy 体痴呆的神经心理学表现

关于 Lewy 体痴呆(DLB)的神经心理学研究较少,大多数人认 Lewy 体痴呆主要表现形式是注意力和视空间障碍、精神运动速度减慢。

研究者对 DLB 视空间障碍的研究表明，DLB 有视感觉、视结构和视记忆的障碍，最为突出的是视感觉，并且以精神症状为主要表现的 DLB 患者损害较为严重。DLB 患者的视空间障碍特征不同于 AD，如在画钟时 AD 患者复制钟成绩较高，而 DLB 患者复制和画钟的成绩都特别差。

由于 DLB 可累及皮层下结构，临床上表现为锥体外系症状，因此神经心理学检查表现为精神运动速度减慢不足为奇。

尽管 DLB 患者可出现记忆障碍、执行功能障碍和语言障碍，但一般不突出。

（五）其他类型痴呆的神经心理学表现

进行性核上性麻痹（PSP）和 Huntington 病（HD）患者病变主要位于基底节或深部白质，故有共同的神经心理学特征：精神和运动缓慢、执行功能障碍、情感淡漠或抑郁。皮质基底节变性除有上述特征外，皮层的症状也很有特征性，如单侧观念运动性失用、肌阵挛和皮层感觉障碍等。

HD 患者在测查语义记忆的词汇和词语流畅测验中的成绩均比 AD 差，情节记忆成绩好于 AD，这反映了再现过程的障碍。

第六章　老年认知功能障碍的临床治疗

第一节　西医治疗

一、对症治疗

（一）改善认知功能的药物治疗

1. 胆碱能制剂

记忆与脑内的乙酰胆碱（ACh）含量有关。根据胆碱能假说激活脑内ACh进行痴呆治疗的方法已广泛应用。促进脑内ACh活性的方法如下：① 给予ACh的前体以增加ACh合成。② 促进ACh释放。③ 阻止ACh的分解破坏，如抑制AChE。④ 使用拟胆碱作用的药物，如胆碱能受体激动剂。ACh前体中最常见的为胆碱和卵磷脂，但研究发现这些药物的应用对改善痴呆无显著的临床意义。胆碱受体激动剂如槟榔碱、氯贝胆碱等，有轻度改善记忆作用，但尚未有成熟的临床经验报道。尼古丁为烟碱受体激动剂，然而烟碱治疗AD的效果不确切。利诺吡啶等能促进ACh释放的药物，仅在动物实验中证实有改善实验动物的学习障碍功能，缺乏有力的临床应用证据。截至目前，胆碱酯酶抑制剂（ChEI）是现今最常用和有效的治疗痴呆的药物。

（1）胆碱酯酶抑制剂。ChEI的代表为毒扁豆碱。早期研究证实毒扁豆碱能轻度改善AD的认知症状，但其作用时间较短（1~2h），需频繁反复给药，故限制了其临床应用。现今市售的ChEI据化学结构和对酶抑制的形式可分为三类：① 可逆性叔胺和季胺类 ChEI，如他克林、多奈哌齐和加兰他敏。② 假性不可逆性氨甲酸酶类，如缓释性毒扁豆碱和利凡斯的明（rivastigmine）。③ 不可逆性有机磷化合物，如美曲磷酯类。

A. 他克林。化学名四氢氨基吖啶，其为美国食品药物管理局（FDA）批准的第一个用于治疗轻中度 AD 的药物。该药曾经严格的临床验证，证明其对轻至中度的 AD 患者确有疗效，认知功能及其他症状可部分改善，尤其对女性阿尔茨海默病具有显著的疗效，与卵磷脂合用可获得理想的效果。

他克林半衰期较短，一般要求每日服药 4 次，增加了护理量。同时，他克林具有较高的肝毒性，半数以上患者服用过程中会出现无症状性转氨酶升高（一般可达正常值的 1～3 倍）。由于他克林的严重肝毒性、高剂量、半衰期短等缺点，所以逐渐被其他 ChEI 所取代。目前，我国临床已不再使用此药。

B. 艾斯能。药品名利瓦斯的明，又称重酒石酸卡巴拉汀，是一种假性不可逆的选择性乙酰胆碱酯酶抑制剂，有区域选择性抑制的特点，可选择性结合皮质和海马等特殊脑区的 AChE 亚型，从而更多地改善海马及大脑皮质功能，更加有利于 AD 的治疗。目前已进行了大规模的多国多中心联合临床验证工作，证明在改善认知功能方面确有疗效，并有报道认为可试用于重症患者。临床试验已证实艾斯能有良好的耐受性，长期服用安全性好，不良反应多为消化道症状，如恶心、呕吐和腹泻等，但未见有明显肝酶升高等肝毒性报道。另外，因该药不经肝微粒体系统代谢，故不存在与经 P450 酶代谢的药物相互作用的弊端。

C. 多奈哌齐。商品名为安理申，用于治疗轻度及中度老年痴呆症，目前已在世界范围内广泛应用。因该药为可逆性胆碱酯酶抑制剂，对脑内 AChE 有特异的选择性，而对周围丁酰胆碱酯酶（BChE）的作用甚微，故大大减轻了其不良反应。该药治疗范围最初被定义为轻、中度痴呆，而对 AD 前期的轻度认知功能障碍（MCI）的疗效也有研究者进行了探讨。

此药在美国、英国、法国、加拿大、澳大利亚等国均进行过随机双盲安慰剂对照的多中心临床观察，结果表明用药组较安慰剂组疗效显著，且患者耐受性好，不会引起肝转氨酶升高，不良反应轻微，仅有少数患者出现轻度的胆碱能作用如恶心、呕吐、腹泻、疲劳或肌肉痉挛（大部分作用都是暂时的），停药后自行缓解。如患者症状轻微，坚持服药亦可在继续治疗中消失。此药因其良好的疗效、简便的投药方式以及轻微的不良反应，目前已成为治疗老年痴呆的"金标准"药物，不少药物在临床疗效验证阶段均以其为对照。

D. 石杉碱甲。此药为一种高选择性的乙酰胆碱酯酶（AChE）抑制剂，对AChE 的抑制作用比对丁酰胆碱酯酶高约 1 000 倍。因其取自天然植物，故此药的开发倍受国际制药界关注。

石杉碱甲又名双益平、哈伯因、亮邦。20 世纪 80 年代中叶，此药已开始试用于临床治疗重症肌无力和小儿麻痹症等疾病。1996 年，其以商品名哈伯因作为治疗记忆障碍的药物在我国上市。研究发现，石杉碱甲对早中期 AD 改善记忆力、认知功能等作用有效率达 70%。与同类药物相比，石杉碱甲在对选择性抑制乙酰胆碱酯酶的作用方面药效持久。

E. 加兰他敏。此药系 20 世纪 50 年代开发的由石蒜科水仙属植物中提取的生物碱。20 世纪 60 年代用于治疗小儿麻痹后遗症和重症肌无力等症。20 世纪 80 年代起开始试用于治疗 AD，90 年代后期有治疗痴呆症有效的报道。目前，由水仙花球茎提取的氢溴酸加兰他敏作为治疗轻中度 AD 的第二代 AChE 抑制剂，已于 2001 年 2 月经 FDA 批准上市。加兰他敏改善记忆的药理学机制如下：一选择性抑制乙酰胆碱酯酶；二可调节脑内的烟碱（N）受体位点，为 N 受体激动剂。目前，全世界有 20 多个国家痴呆患者在使用该药物。同时，各国不断对其临床疗效进行进一步验证，加紧对其进行全合成、半合成的研究与开发，以解决其资源问题。

上述 4 种 AChE 抑制剂均能改善 AD 患者认知功能，但药物效能各有不同。安理申是选择性 AChE 抑制剂，被认为临床不良反应较少；艾斯能可双向抑制 AChE 和丁酰胆碱酯酶（BChE），因此被认为可更有效地提高乙酰胆碱能神经元的功能；加兰他敏可使突触前烟碱受体发生变构，减少 AChE 重摄取，增加对 AChE 抑制作用；石杉碱甲也为选择性胆碱酯酶抑制剂，具有作用时间长、不良反应小等特点。这几种药物均需服用 3～6 个月以上方能改善痴呆患者的认知功能，但不能逆转或阻断其病理改变。长时间服用一种 AChE 抑制剂可能出现临床疗效下降，此时可改用另一种 AChE 抑制剂。部分患者在应用 AChE 抑制剂中可能出现不良反应，针对这种情况可予减量或采取隔日服用等给药方法以减轻症状。另外，胆碱酯酶抑制剂与琥珀胆碱等神经－肌肉阻滞剂，或其他胆碱能激动剂合用有协同作用，故临床应注意避免与这些药物合用。

痴呆患者胆碱酯酶随痴呆进程的延长，数量也会逐步呈下降趋势。所以，单纯从理论上看，胆碱酯酶抑制剂更适用在胆碱酯酶尚存的轻、中度痴呆，而重度痴呆不是胆碱酯酶抑制剂适应证。但是，近来多奈哌齐治疗重度痴呆患者的临床研究发现，胆碱酯酶抑制剂抑制重症痴呆患者进展也有一定疗效。在尚不能准确判断痴呆患者的胆碱能系统状态的今天，胆碱酯酶抑制剂适用于轻、中、重不同程度的痴呆。不但如此，胆碱酯酶抑制剂除治疗AD外，对血管性痴呆和混合型痴呆均有一定疗效，因此有研究者推测乙酰胆碱酯酶抑制剂对变性过程有效。目前，胆碱酯酶抑制剂已经成为一类改善痴呆患者认知功能的通用药物。

F. 美曲磷酯。之前这是治疗吸虫病的比较重要的药物，通常也称之为敌百虫、美曲丰，后来将这个老药开发用于治疗轻中度AD。与目前使用的乙酰胆碱酯酶抑制剂不同，美曲磷酯为一前体药物，它通过体内的非酶反应缓慢水解为活性物质敌敌畏，而敌敌畏作为一种强效不可逆的AChEI，可造成乙酰胆碱酯酶持续失活。

人们饮用美曲磷酯，相对还是容易被人体吸收的。一般单剂量口服2.5mg/kg，约在2h内血药浓度即可达到高峰。服药次数少，一天用药一次即可。

（2）胆碱受体激动剂。乙酰胆碱酯酶抑制剂（AChEI）虽然已成为目前临床AD、VD治疗的主要药物，但AChEI的疗效依赖胆碱能神经元的完整程度。随着痴呆病程进展，释放乙酰胆碱（ACh）的神经元随着时间的增加反而在减少，这也就说明AChEI的疗效无法达到预期，一直在降低，但纵观整个病程的过程，突触后膜M_1胆碱受体的数目变化相对稳定，因此直接激动脑内M_1胆碱受体具有直接补偿胆碱能功能的效果。不但如此，根据现有文献报道M_1胆碱受体激活剂具有改善AD患者的学习记忆功能，并延缓病情的发展。因此，M_1胆碱受体激动剂被认为是治疗AD的最有前途药物之一。目前，直接作用于突触后膜，具有较高选择性的M_1受体激动剂占诺美林、沙可美林等新药已进入临床试验阶段。

A. 占诺美林。占诺美林是一种甲基哌啶类化合物的衍生物，对M_1受体有高度的亲和力，而对M_2、M_3、M_4和M_5受体亲和力较弱。本品易透过血-脑屏障，在皮质和纹状体的摄取率较高。该药物的安全范围较其他非选择性M受体激动剂大，AD患者最大耐受剂量可达100mg，3次/d，口服。该药除可改善 AD 患者的认知功能外，另一个显著特点就是改善痴呆患者的精神行为障碍，如妄想、幻觉、语言在阶段性爆发、情绪起伏不定、多疑等。在服用占诺美林口服制剂期间出现的很多反应（低血压、恶心、心动过缓、呕吐），使人无法接受，目前已经被淘汰。当前，占诺美林新型制剂——"经皮贴剂"的 II 期临床试验正在进行当中，希望能消除胃肠给药产生的反应。

B. 米拉美林。此药特点是临床剂量不会引起外周胆碱能不良反应，是仅对毒蕈碱受体有亲和力的部分激动剂，其对毒蕈碱受体 M_1 和 M_2 受体有相同亲和力，能提高啮齿动物的认知能力和中枢胆碱活性。动物实验及临床试验多采用静脉注射，0.001～0.010mg/kg。现有 II 期临床试验结果表明它对改善认知有部分疗效。目前，本品正在进行 III 期临床试验，有望成为 AD 治疗的一线药物。

C. 沙可美林。沙可美林是选择性 M_1 受体部分激动剂，对 M_2 和 M_3 受体有较低的亲和力，不良反应因此可以相对减轻。随机安慰剂对照试验表明，沙可美林对 AD 有显著疗效。临床研究表明本品具有安全、耐受性好等优点，与服安慰剂相比，服用本品（25mg、50mg 或 75mg，2 次/d）的患者认知能力得到显著提高。一般情况下，患者在使用本品的第 4 周就能起效。饭后服用本品能提高耐受性而不影响生物利用度。

D. 其他毒蕈碱和烟碱激动剂。他沙利定是一种选择性 M_1 受体部分激动剂，现在已进入 II 期临床试验。它和另外一种 M_1 受体激动剂 AF102B 均表现出一些疗效。有些研究认为它们可能影响淀粉样蛋白的沉积量。因为研究者发现刺激 M_1 受体能通过 α 分泌酶途径增加正常淀粉样前体蛋白的产生。因此，对 M_1 激动剂的深入研究仍在继续。现在，通常被认为毒性太大的烟碱受体激动剂引起了人们的兴趣，特别是已经显示疗效的加兰他敏，也被认为是通过变构调节刺激了烟碱受体。但是，仅有少数这类药物进入了临床前期或进入 I 期临床试验。

2. 非胆碱能神经递质调节剂

中枢神经递质中除乙酰胆碱（ACh）外，多巴胺（DA）、5-羟色胺（5-HT）、去甲肾上腺素（NA）和兴奋性氨基酸等，都与学习和记忆有关，胆碱能替代疗法只能改善认知功能的一个特定区域（如记忆和学习能力、注意力）。痴呆患者大脑中存在广泛的神经递质异常，包括 DA、5-HT 和 NA 的减少和兴奋性氨基酸的异常增多等。可用于治疗痴呆患者脑内非胆碱能递质或受体的药物主要有以下几类。

（1）单胺氧化酶抑制剂。单胺氧化酶（MAO）是一种黄素蛋白，能够催化内源性或外源性单胺类物质代谢，使其失去生理活性。根据 MAO 的作用底物、分布位置和选择性抑制剂的不同，将 MAO 分为两类，即单胺氧化酶 B（MAO-B）和单胺氧化酶 A（MAO-A）。与痴呆相关的主要为 MAO-B，其在脑内主要分布在 5- 羟色胺能神经元和神经胶质细胞中，通常以非极性芳香胺，如多巴胺、苯甲胺、苯乙胺等为底物。AD 患者脑中单胺类神经递质减少可能和 MAO-B 活性增强有关。先前 MAO-B 抑制剂主要用于治疗帕金森病，而后在临床观察中逐渐发现其可改善患者的认知功能。

A. 司来吉兰。又称丙炔苯丙胺，为 MAO-B 抑制剂，是选择性单胺氧化酶抑制剂的代表。目前认为本品有下列作用：① 不可逆抑制 MAO-B，可阻断多巴胺的代谢，抑制多巴胺的降解，也可抑制突触处 DA 的再摄取而延长多巴胺作用时间；② 抑制 6- 羟多巴胺等物质引起的神经毒性作用，清除氧自由基。③ 促进神经营养因子的释放。④ 作用于 N- 甲基 -D- 天冬氨酸（NMDA）受体，阻止大量钙离子内流，从而发挥神经保护作用。有临床对照试验表明轻、中度 AD 患者单用本品（10mg/d），或合用维生素 E（2 000。IU/d）均可延缓病情发展。本品脂溶性高，口服易吸收，并可透过血 - 脑屏障，耐受性好。在欧美国家，司来吉兰主要用于痴呆治疗以减缓痴呆进展，并且该药的不良反应很少，因此适宜长期使用，但应避免与三环类抗抑郁药或选择性 5- 羟色胺再摄取抑制剂合用。

B. 拉扎贝胺。拉扎贝胺是一种对 MAO-B 选择性更高的 MAO-B 抑制剂，其代谢产物不是苯丙胺类。拉扎贝胺对脑内和外周器官的 MAO-B 均具有可逆性的抑制作用。本品没有酪氨潜在作用，并且不干扰儿茶酚胺的摄取或释放。当单次口服剂量超过 5mg 时，血小板中的 MAO-B 抑制率可达 95%。

（2）NMDA 受体拮抗剂。N- 甲基 -D- 天冬氨酸（NMDA）受体是一种对钙离子高度通透的配体门控性离子通道复合物，细胞内 Ca^{2+} 浓度升高导致钙超载是神经元损伤的机制之一。慢性神经病变如 AD 可导致脑内兴奋性氨基酸 NMDA 水平升高。阻断大脑中 NMDA 受体可延缓损害神经细胞的兴奋神经递质谷氨酸的释放，从而抑制NMDA受体介导的兴奋性氨基酸毒性引起多种中枢神经损伤。

盐酸美金刚是NMDA受体拮抗剂的代表，英文名"Memantine"，商品名"namenda"，是目前世界范围内第一个用于治疗中度至重度痴呆症的药物，也是目前唯一已上市的NMDA受体拮抗剂。研究发现，其对痴呆症的主要类型——阿尔茨海默型痴呆、血管型痴呆及艾滋病型痴呆均显示出良好的疗效。

美金刚与乙酰胆碱酯酶抑制剂两种类型药物作用机制的差别，提示两者在治疗中可互补。盐酸美金刚与乙酰胆碱酯酶拮抗剂因作用机制的不同，有望成为第一个能用于早期、中期和晚期不同时期AD的治疗药物。有研究提示，美金刚与多奈哌齐合用较单用多奈哌齐更能减缓中度至严重型患者认知功能衰退。此外，本品拓展用于血管性痴呆、神经痛、青光眼等适应证的Ⅲ期临床试验也正在进行之中。

氟吡氨酯为三氨基吡啶类化合物，目前临床上多作为中枢性非阿片类镇痛药使用。体内外研究表明，本品也是中枢性NMDA受体拮抗剂。由于氟吡氨酯具有神经保护作用，该药将也有可能用于AD的治疗。

（3）腺苷受体拮抗剂。腺苷是一种内源嘌呤，通过细胞膜上A1、A2、P三种亚型受体调节多种神经功能。腺苷对中枢神经有较强的抑制作用，咖啡因、茶碱是常见的腺苷受体拮抗剂，均为黄嘌呤的烷基衍生物，但拮抗作用弱，临床疗效差。其衍生物丙戊茶碱为磷酸二酯酶抑制剂，可抑制神经元对腺苷的重摄取，还通过抑制小胶质细胞过度活跃和降低氧自由基水平而产生神经保护作用，促进神经生长因子（NGF）的合成，另具有血管舒张作用，可促进微循环，对脑能量代谢有改善作用。临床试验表明，服药后正电子发射断层扫描（PET）显示可增强脑局部葡萄糖代谢，延缓AD病情发展，治疗组患者认知功能及记忆力均有较明显改善。丙戊茶碱安全性、耐受性较好，但是持续时间短暂。登布茶碱也是一种磷酸二酯酶抑制剂，可治疗脑血管功能紊乱。

（4）5-羟色胺受体拮抗剂。5-羟色胺（5-HT）受体富集于人大脑皮质皮层神经元内，而在老年性痴呆中，这些以谷氨酸作为神经递质的锥体神经元退化，内源性的5-HT会导致这些细胞过度超极化。5-HT受体拮抗剂通过阻断这种超极化作用而使这些退化的神经元谷氨酸能活化降低得以补偿。已有报道，葛兰善脑素公司开发的 5-HT 受体拮抗剂昂丹司琼可增加与老年有关的记忆力减退患者的记忆能力。

（5）钾通道阻滞剂。老年性痴呆的对症疗法是增加受损神经元生理性地释放神经递质。钾通道阻滞剂，如 4-氨基吡啶和阿米利定等，即通过增加动作电位时程来增加突触的效应。

3. 脑血液循环改善剂

脑血管病变在阿尔茨海默病、血管性痴呆等痴呆发生发展中具有重要作用，因此改善脑组织微循环、增加神经元的能量代谢成为痴呆治疗的重要途径。

（1）钙拮抗剂。为一类扩血管药物，能明显扩张脑血管，降低血黏度，改善脑微循环，促进脑功能。研究提示 AD 患者可见钙代谢改变，而脑细胞的钙过度流失是促进细胞衰亡的一种机制。这一类药物中较常用的为氟桂利嗪（西比灵）和尼莫地平，它们不仅能改善缺血性中风的预后，也可改善某些痴呆患者的认知功能。

（2）麦角生物碱类药物。最早应用的麦角生物碱类药物为双氢麦角碱（Dihydroergotoxine，喜德镇，海特琴）。20 余年前，双氢麦角碱已由美国 FDA 批准用于治疗痴呆，以后又有尼麦角林（nicergoline，serrnion，脑通）、舒脑宁等类似制剂。这类药物主要扩张脑毛细血管，增加脑供血，改善脑对能量和氧的利用。由于该类药物对痴呆患者的抑郁情绪和注意障碍等周边症状有一些改善，因此也作为痴呆治疗常用药物在临床中广为应用。

（3）其他药物。① 银杏叶提取物：目前国内外已有多种银杏叶制剂，如金纳多、银可络、达那康、天保宁、脑恩等，静脉给药或口服。此类药物可增加大脑对缺氧的耐受性，清除自由基，改善脑代谢。② 都可喜：可提高脑动脉的血氧含量，改善大脑微循环状态，国内外均有用于痴呆治疗的临床报道，有一定疗效。

4. 脑能量代谢激活剂

（1）神经营养因子。神经营养因子系神经营养性蛋白质，其对维持大脑神经元的结构完整及良好的功能状态有重要作用。实验室工作虽已证明神经生长因子对神经细胞的退变有阻止作用，但因其难以透过血-脑屏障而使临床应用受限。后来研究开发的小分子多肽解决了这一问题。施普善（原名脑活素 cerebrolysin）为一种分子量小于 1 万的肽类。经过临床多中心双盲安慰剂对照研究证明，脑活素对 AD 患者治疗有一定疗效，并且在停药后一定时间内仍能保持病情稳定。

（2）吡咯烷酮类衍生物。通过减少血小板凝集和红细胞对血管壁的黏附性，来改善中枢神经系统的微循环，提高记忆和学习能力。

A. 奈非西坦。是一种新型吡咯烷酮类衍生物。在动物和人体试验中发现，该药可改善患者的记忆和认知功能。奈非西坦有希望成为治疗老年性痴呆和血管性痴呆的常用药物。

B. 吡拉西坦（脑复康）。系 20 世纪 80 年代初开发的药物，此后相继研制了奥拉西坦、普拉西坦、茴拉西坦（三乐喜）等系列药物。临床研究发现此类药物均能改善记忆功能，对痴呆有一定的近期效果，而长期用药对认知功能的效应不明显。此类药物不良反应较少，在许多国家用作抗痴呆药物，但确切的药理机制尚未明了，在美国则较少使用。有报道提及该类药物能提高注意，对儿童注意缺陷障碍有效。

5. 痴呆预防药物

抗炎药物、抗氧化剂（如维生素 E）、雌激素类药物先前被认为是延缓痴呆进程的药物，而现代的研究提示该类药物并无明显的延缓痴呆进程的作用，而对预防痴呆有一定作用。

（1）抗氧化剂。有一种观点认为，人体内的氧自由基与神经元的退行性变化有关，可能是 AD 等痴呆的一种发病机制，因此可使用抗氧化剂来治疗 AD。维生素 E 具有促进细胞生长的作用。使用维生素 E 培养细胞，可见细胞衰亡减慢。维生素 E 明显的优点是不良反应较小，耐受性和安全性较好，尚未见到维生素 E 可阻止 AD 发生的报道。

（2）抗炎药物。萘普生、布洛芬和吲哚美辛这三种是较常用的抗炎药。此类药物的应用是基于 AD 中的一种慢性炎症学说，即免疫反应和炎症在 AD 的发生中可能起一定作用。现在研究更多倾向于抗炎药物对预防 AD、降低 AD 发生率的作用。临床发现，因风湿性关节炎而长期接受抗感染治疗的患者发生 AD 危险性较低。无论激素类或非甾体类临床均有较多的不良反应，耐受性差，限制了临床长期应用。目前，对环氧合酶抑制剂类新抗炎药物的研究正在进行，但尚不知其临床疗效如何。

（3）雌激素：雌激素可通过保护胆碱能神经作用改善认知功能。人类在卵巢切除后应用雌二醇可增加胆碱乙酰化酶和 ACh 的浓度。切除卵巢的实验鼠给予雌二醇可增进鼠的学习能力。

(二) 改善痴呆的精神行为治疗

痴呆的精神和行为症状（简称 BPSD）是痴呆患者常见的伴随症状，包括游走、兴奋激越和不适当性行为等行为症状以及抑郁、焦虑、幻觉和妄想等精神症状。痴呆患者这些症状不是孤立的，通常以成组或综合征的形式出现，如妄想与激越、攻击和失眠等症状相伴随，抑郁与精神病性症状同时出现，睡眠紊乱与攻击行为相关联。痴呆患者精神行为症状的发生率相当高，几乎所有临床痴呆患者在疾病过程中都会出现，80% 的社区痴呆患者存在 BPSD，其中情感冷漠、抑郁、激越/攻击发生率最高，60% 以上患者的 BPSD 症状需要临床治疗。BPSD 是促使患者住院的主要原因，其不仅与认知功能损害加剧、疾病恶化、预后差、日常生活功能减退、生活质量下降有关，而且增加了照料者的负担和医疗费用，及时地治疗 BPSD 可以延缓病情的发展，提高患者和家属的生活质量。目前，改善痴呆的精神行为治疗主要有非药物治疗和药物治疗两种方法。

1. 改善痴呆精神行为症状的非药物治疗

非药物治疗主要指神经心理治疗，该疗法包括对患者和照料者的心理干预，是改善痴呆患者行为精神症状首选治疗方法。通过有目标针对性的非药物治疗，可以加强皮质功能重组的过程，同时抑制异常的低位中枢控制的运动。在进行非药物治疗前，对痴呆患者的挑战性行为和情感变化进行分析，确定原因或触发点，可以正确、有的放矢地治疗。

选择非药物治疗要根据患者痴呆的程度或严重性以及症状的个体化表现，一个完整的家族史是有目的治疗的前提条件。患者本身是否具备所选择的治疗方法的条件也是必要的，如宠物疗法中应避免患者对动物毛发过敏。所有患者在治疗后，应该检查治疗效果，以决定是否继续这种治疗或试用其他的治疗。对痴呆患者进行心理干预，不仅能降低照料者的负担，提高他们对精神行为症状的耐受性，而且能对患者的行为产生正性影响、延缓住院治疗的时间。

2. 改善痴呆精神行为症状的药物治疗

目前，抗精神病药物已经成为治疗痴呆中 BPSD 的最常用药物。传统的抗精神病药物不良反应较大，加之老年痴呆患者对药物比较敏感，因此限制了抗精神病药物的使用，但近年出现的非典型抗精神病药物不良反应较轻，相对解决了这些问题。非典型抗精神病药物包括氯氮平、利培酮、奥氮平、思瑞康等。用抗精神病药物治疗痴呆患者 BPSD 的使用原则如下：① 低剂量起始；② 缓慢增量；③ 增量间隔时间稍长；④ 治疗个体化，参考药物不良反应选用适合痴呆患者个体的治疗药物。抗精神病药物临床应用以既能控制 BPSD 症状，又没有药物不良反应或引起认知功能损害为宜。以下简要介绍几种痴呆常见精神行为症状的治疗。

（1）激越、攻击和精神病性症状。对精神运动焦虑、兴奋、攻击性患者，可选用小剂量强安定剂如氯普噻吨、氯丙嗪、氟哌啶醇，但应谨慎使用，以避免血压下降导致脑灌注下降和引起锥体外系症状。锂制剂、苯二氮䓬类、抗惊厥药等对焦虑不安、攻击行为疗效不一，很多药物对认知功能有害，卡马西平可减少焦虑和敌意，但不良反应较多。

（2）焦虑。痴呆中焦虑的治疗研究较抑郁治疗研究少，苯二氮䓬类药物对改善痴呆中的焦虑疗效确切。但是，因该类药物长期服用可出现耐药性和依赖，因此临床应用此类药物治疗焦虑应选择短效制剂，且最长疗程不超过4周或间歇应用。对于恐怖障碍或惊恐，可试用选择性 5-HT 再摄取抑制剂或三环类抗抑郁药物。

（3）抑郁。对于痴呆患者的抑郁症，目前认为标准化的治疗主要有三环类抗抑郁药（TAD）、选择性 5-HT 再摄取抑制剂（SSRI）和单胺氧化酶抑制剂（MAGI）。这三类药物中三环类抗抑郁药因常有心脏的不良反应，并可引起意识障碍和直立性低血压，目前已较少应用。单胺氧化酶抑制剂如吗氯贝氨比三环类和杂环类抗抑郁剂更有效，但是毒副反应也较大。新型抗抑郁药——选择性 5-羟色胺再摄取抑制剂，因其无抗组胺、抗 α-肾上腺素及抗胆碱方面的不良反应，并且长期服用不会引起体重增加等，现今已经成为治疗痴呆患者抑郁的相对安全的常用药物，此类药物包括西欧普兰、氟西汀（百忧解）、帕罗西汀（赛乐特）和文拉法新（博乐欣）等。

利培酮的毒副反应较多，且与剂量大小紧密相关，最常见的不良事件分别为思睡、跌倒、尿路感染、锥体外系障碍和外周水肿等。利培酮是近几年被国际上推崇的治疗痴呆患者行为障碍的药物之一。其疗效与氟哌啶醇相似，但不影响认知功能。有专家建议以每日 1mg 用量治疗痴呆患者的攻击性行为能对不良反应的发生率有所降低。

另外，奥氮平也具有改善患者的激越/攻击、幻觉和妄想等症状作用。与利培酮相似，奥氮平具有与剂量相关的不良反应事件，有研究报道奥氮平 10 mg/d 治疗的效果最好、不良事件最少。

（4）睡眠—觉醒节律紊乱。临床研究表明，约有半数以上痴呆患者存在睡眠—觉醒节律紊乱，表现为患者日间睡眠增加，而夜间睡眠混乱。另有一部分患者出现日落现象——患者在黄昏或入夜时出现谵妄，这是痴呆患者收住院的常见原因。其处理方法包括限制日间睡眠，暴露于日光下，多参与日间社会活动等。近期报道褪黑素应用于此类患者，但疗效尚未确定。鉴于对日落现象这一症候群的发生施加影响很困难，应用安定或巴比妥类药物无效，可予小剂量抗精神病药物，如氟哌啶醇 1~3 mg，晚餐后或睡前服用。

（5）谵妄。谵妄是一种急性发作的神经精神症候群。有研究认为谵妄是痴呆发生的独立的危险因素和路易体痴呆的常见表现。传统抗精神病药（主要是氟哌啶醇）和苯二氮䓬类药物一直是治疗谵妄（特别是活动力亢进型）的主要药物，但苯二氮䓬类药物的镇静作用及对认知功能的影响，会恶化患者的清醒程度及行为障碍。因此，其主要应用于镇静安眠药物和酒精戒断引起的谵妄，而痴呆患者出现的谵妄应避免单一使用苯二氮䓬类药物。近年来，在治疗精神疾病中，非典型抗精神病药的安全有效性和良好的耐受性促使临床医生开始了用其治疗谵妄的尝试。

二、病因治疗

迄今为止，治疗痴呆药物的研究和开发主要着眼于维持退化的胆碱能神经元功能。在疾病的早中两个阶段，这些药物能起到很好的作用，但是对神经元的退化性不能起到抑制作用，对痴呆疾病的进程也无改善作用。针对此种情况，研究者开始探讨针对痴呆发病机制的部分环节的病因治疗。这类治疗目前主要围绕痴呆中发病率最高的阿尔茨海默病（Alzheimer's disease，AD）进行。

（一）β、γ分泌酶抑制剂

1. β分泌酶抑制剂

β分泌酶已被证实是一种固定于膜上的新型天门冬氨酸蛋白酶，被称为 BACE（β site APP cleaving enzyme，也称 memapsin 2 或 Asp2）。目前已经研制出两代β分泌酶抑制剂。已筛选出的第一代BACE的抑制剂均为分子量较大的肽类化合物，因分子量大难以越过血-脑屏障，主要包括Pepstatin A、MG132、P10、OM99-1和OM99-2。四氢萘衍生物是最近报道的一类非肽类BACE抑制剂，其中化合物18是这类衍生物中活性最好的一个。第二代BACE抑制剂结合了BACE晶体结构的研究进展，均为抑制性强和高亲脂性的非肽类BACE抑制剂，这类药物易于通过血-脑屏障。

2. γ分泌酶抑制剂

目前，在很多报道中都提到了γ分泌酶抑制剂，按照其核心结构，通常划分成为甲基丙烯酸类似物、酞醛类、氨磺酰莳胺类、双氟酮类和其他类五种类型。最早被报道的有体内活性的γ分泌酶抑制剂，就是由Elan制药公司和Lily公司联合开发的内酰胺类LY374973。还有一种芳基磺胺类γ分泌酶抑制剂，是由施贵宝制药公司研制出来的，现今在临床实验中已经开始使用。其口服效果好，有效剂量为纳摩尔级，对中枢神经系统的通透性良好，而且对Aβ42的抑制强于对Aβ40，但也抑制了与Notch有关的APP代谢。此外，肽醛类化合物如3,5-二甲氧基肉桂酰基以及双氟酮类γ分泌酶抑制剂的研究均处于实验室阶段。

（二）过度磷酸化tau蛋白抑制剂

阿尔茨海默病的病理特征之一是神经元纤维缠结，该病变主要是由过度磷酸化tau蛋白构成的双股螺旋丝（PHF）组成。有研究提示，β淀粉样前体蛋白（Aβ）可能通过激活糖原合成激酶3β（GSK3β）使tau蛋白过度磷酸化，损坏微管稳定性，造成神经元死亡，故而推测GSK3β抑制剂可防止AD病情进展。2002年，研究者在微分子水平上合成了一种具有选择性、竞争性的GSK3日抑制剂-IC50。这种抑制剂能防止tau蛋白过度磷酸化，成为一种潜在治疗AD的新药。

（三）AD的免疫治疗

在传统观念上，疫苗多是用于预防传染病，但现今其已在多个层面上发挥作用。阿尔茨海默病免疫炎症学说的建立为AD免疫治疗提供了依据。疫苗不再仅作用于微生物，而是成为AD治疗的新途径。AD免疫治疗是将人Aβ1~42的不同肽段作为抗原，用皮下、静脉或腹腔注射的方法进行免疫，诱导出自身抗Aβ1~42的抗体，有针对性地清除脑内的Aβ1~42。AN-

1792是已制备出的AD疫苗，Ⅰ期临床试验接种给健康志愿者未发现明显副反应；Ⅱ期临床试验接种给360例AD患者，其中15例出现中枢神经系统免疫炎性反应，随即试验被停止。

最近的研究发现，在AD或非AD患者中也存在Aβ自身抗体，但因尚未阐明自身抗体水平与痴呆的发展过程以及血浆中Aβ水平三者间的联系，不能证明对痴呆的形成有保护作用。因此，Aβ免疫治疗AD能否收到较好疗效仍需进一步研究。

（四）基因治疗

基因治疗主要是通过将目的基因导入靶细胞，使之与宿主细胞内的基因发生整合，利用其表达产物起到对疾病治疗的作用。

根据基因转移的过程不同，基因治疗又分为以下几种方法。①直接体内法：是将目的基因直接或经病毒载体介导后注入脑内，使其与脑内宿主细胞整合，由宿主细胞表达目的基因产物而达到治疗作用。②间接体内法：是指将目的基因先在体外转染入靶细胞内使其能高效表达，然后再将含目的基因的靶细胞移植入脑内，通过不断分泌目的基因表达产物而达到治疗作用。

神经生长因子（NGF）是目前痴呆基因治疗中最为活跃的一个，其蛋白质表达产物具有选择性调节周围神经和中枢神经系统神经生长和存活的功能，并参与神经系统损伤修复、神经元的生长发育和分化、维持神经元的正常功能等多种作用机制。基因治疗在痴呆中应用的理论基础源于老年性痴呆的胆碱能理论，认为非痴呆老年人和AD患者均存在神经元变性改变，且主要影响基底前脑的胆碱能神经元，这些神经元的破坏是他们记忆力减退的根源。

神经营养因子转基因治疗弥补了先前药用神经营养因子价格昂贵、不易通过血脑屏障以及经常性的脑内注射引发的技术难题等弊端。与传统的疗法相比，神经营养因子基因治疗在以下两方面更具优势：①基因表达产物可以直接特异性地作用于靶细胞，从而减少因使用药物所引起的体重下降等全身不良反应；②移植基因修饰的细胞或者直接将含有目的基因的载体注射入脑内，使之整合入宿主细胞，由这些细胞分泌神经营养因子可以起到长期的神经元营养作用。

（五）RNA干扰技术

目前，在痴呆基因水平的治疗中，RNA干扰技术是一种深具潜力的新型治疗手段，它是针对痴呆发病机制中的基因突变或致病基因蛋白质表达异常增高等进行的干预治疗。

现在已发现与 AD 发病有关的 3 个基因，它们的突变或多态性会使 AD 发病的危险性增加，这 3 个基因分别位于 21、14、19 号染色体上，是淀粉样前体蛋白基因（APP）、早老素 1 基因（PS1）和载脂蛋白 E ε4 基因（ApoE ε4）。RNAi 技术可以通过阻断 APP、PS1 的突变基因和控制 ApoE ε4 基因的蛋白质表达，达到防治 AD 的目的。

BACE1 即 β 分泌酶，是淀粉样蛋白生成途径的关键酶。研究表明，在哺乳动物的细胞中，利用 RNA 干扰的方法选择性地阻断 BACE1 的转录，使 APP 底物趋向于 α 分泌酶作用的途径，从而降低了细胞中坤的水平。

RNAi 方法的研究现在刚刚起步，距离临床应用可能还需要相当长的时间，但它被认为是 21 世纪痴呆治疗中一个颇具前景的有效防治途径。

第二节　中医治疗

一、中药治疗

（一）中医痴呆病因病机认识

在中医学中痴呆归属为"呆病""愚痴""神呆"范畴。在长期的医疗实践中，对老年期痴呆病因病机形成了许多独特认识，积累了大量的诊治经验。归结痴呆原因大体可概括为：① 年迈体弱，脏腑功能失司，气血阴阳亏损，衰则气滞，气滞则血瘀，血瘀则气壅，气壅则聚液成痰，壅于五脏，阻于脑络，影响神志，痰虚瘀三者相互作用；② 年迈体弱，肾虚精不生髓，脑窍失养；③ 脏腑虚衰或外邪侵袭，人体脏腑功能因此失调，气血津液运行失常，体内的痰浊、瘀血等不能及时排出，日久化热而成"浊毒"，当浊毒损伤脑络时，脑窍壅塞，神机失统则发生痴呆。

痴呆辩证首辨虚实，虚证多以肾精亏虚为特点，实证多以痰浊、热毒、血瘀为表征。除认知、记忆、情感等表现外，依据舌脉及中医全身表现是辩证的关键，如苔少脉细无力，腰膝酸软等为虚；苔厚脉滑弦，头晕目眩，心烦易怒，目干口苦，大便秘结等属实。痴呆治疗中补肾益精，化痰开窍、活血通络是常用治法。本病多虚实并见，治疗时须标本兼顾。若痰瘀阻络等实证明显者，可先祛实邪，治其标，而后予以调补阴阳气血或攻补兼施，切忌妄补壅补，也忌妄攻峻通。

（二）痴呆辨证论治

1.肾精亏虚

（1）症状：髓海不足型主症为头晕耳鸣，懈惰嗜卧，思维迟钝，记忆减退，齿枯发焦，骨软痿软，步履艰难，舌淡、苔白，脉沉细弱。

（2）治法：填精补肾，益髓荣脑。

（3）代表方：补肾益髓汤。

（4）常用药：熟地黄、山药、山茱萸、当归、紫河车、续断、远志、石菖蒲。加减：阴虚火旺者，加生地黄、何首乌、阿胶、牡丹皮、知母、黄柏；阴虚风动者，加龙骨、牡蛎、钩藤、龟板、石决明。

2.瘀血阻络

（1）症状：表情痴呆，反应迟钝，言语不利，善忘易惊，或思维异常，行为古怪，伴肌肤甲错、口干不欲饮、双目暗晦，舌质暗有瘀点或瘀斑，脉细涩。

（2）治法：活血化瘀，开窍醒脑。

（3）代表方：通窍活血汤、桃红四物汤。

（4）常用药：桃仁、红花、当归、白芍、丹参、赤芍、熟地黄、香附、木香、怀牛膝。加减：舌苔白腻夹痰者酌加法半夏、胆南星、陈皮、石菖蒲；日久血虚明显者酌加阿胶、鳖甲、何首乌、鸡血藤、紫河车。

3.痰阻清窍

（1）症状：表情呆钝，智力减退，记忆障碍，或哭笑无常，喃喃自语，或终日不言，呆若木鸡，常伴纳呆食少、脘腹胀满、口黏多涎、头晕重如裹，舌质淡、苔白腻，脉细滑或弦滑。

（2）治法：豁痰开窍，化痰健脾。

（3）代表方：洗心汤、转呆丹、指迷汤。

（4）常用药：党参、白术、茯苓、法半夏、胆南星、陈皮、郁金、远志、石菖蒲、枳实。加减：脾虚明显者，重用党参、茯苓、酌加黄芪、山药、砂仁；痰浊甚者，重用法半夏、胆南星、陈皮，加莱菔子、葶苈子、川贝母、瓜蒌、佩兰；肝郁化火者可用转呆丹加减。

4.热毒内盛

（1）症状：表情呆滞，不识事物，两眼无光，秽浊如蒙污垢或兼面红微赤，口中黏涎秽浊、口气酸臭，溲赤便干或二便失禁，肢体麻木，烦躁不安甚则躁狂，举动不经，言辞颠倒，苔薄黄，或黄厚，或苔厚腻、积腐、秽浊，脉数大有力或弦数或滑数。

（2）治法：清热解毒，通络醒脑。

（3）代表方：牛黄解毒汤加减。

（4）常用药：牛黄、金银花、连翘、酒制大黄、天麻、钩藤、白果等。痰盛者加石菖蒲、郁金、远志、胆南星；热盛者，加黄芩、黄连、蒲公英；瘀毒壅盛，加全蝎、蜈蚣等。

治疗以辨证论和整体的观念为中心是我国传统中医药的一个典型特征。中医药疗法在痴呆预防中的疗效所起到的作用已经开始逐步地被认可，特别是系统、组织和功能的界限被中医药基因水平的研究所打破，中医药的多靶点、多层次的作用特点对于病因尚不明了、病理机制错综复杂的痴呆，尤其是变性病痴呆治疗也许是一个实用性较强的方法。然而，目前的中医药治疗痴呆尚未形成一个系统、统一的理论，辨证分型杂乱、科研设计方案不够严密，缺乏长期随访观察结果。因此，采取严格的多中心盲法对照研究，利用现代研究手段和方法，扩大中医药治疗痴呆临床和机制研究的广度和深度，提供更为科学和令人信服的结论和依据，是中医药工作者努力的方向，也是中医药疗法能走出国门服务于世界痴呆患者的一个必要的举措。

二、针灸推拿疗法

在我国传统医学中，针灸推拿是很重要的一种治疗方法，有着非常悠久的历史。其强调从整体上着手，可以调和阴阳、调畅气血、醒脑开窍、经络疏通等。针灸在老年痴呆的治疗上确有效果，在众多的临床报道中已经得到验证，而在痴呆病的治疗中，很少有推拿的报道。

（一）辨证论治

中医治病的一个非常重要的特征就是辨证论治，而针灸在遵循这个原则的同时，要辨证取穴施治。根据中医辨证论治原则，1990年全国老年痴呆专题学术研讨会制订了《老年痴呆病的诊断、辨证分型及疗效评定标准》(讨论稿),将老年性痴呆分为髓海不足、肝肾亏虚、脾肾两虚、心肝火盛、痰浊阻窍和气滞血瘀型等。

1. 髓海不足型

此类患者智能低下,怠惰嗜卧,耳鸣重听,头晕耳鸣,眩晕健忘,发脱齿槁,肢体僵硬,动作迟缓,舌体瘦小,语言謇涩,半身不遂,脉沉细弱。治法为补脑养脑,益髓醒神。常用穴位有百会、气海、关元、肾俞、风池、复溜、三阴交、照海和神门等。

2. 肝肾亏虚型

这类患者典型的表现是耳鸣,颧红盗汗,神情呆滞,腰膝酸软,精神抑郁,眩晕,行动迟缓,喜怒无常,哭笑不定,甚则狂躁,肢体麻木,舌红少苔,脉细数。常用穴位有百会、太溪、复溜、三阴交、肝俞、肾俞和志室等。

3. 脾肾两虚型

此类患者智力处于正常水平以下、表情呆滞,气短懒言,畏寒肢冷,纳呆乏力,腹胀便溏,少言少语,记忆退化,行动迟缓,小便清长或失禁,重者失语肢瘫,舌质胖嫩,脉细缓,苔白腻。治法为健脾益肾,温阳醒神。常用穴位有百会、足三里、脾俞、肾俞、绝骨、志室、关元和神门等。

4. 心肝火盛型

此类患者眩晕头痛,心烦不寐,咽干口燥,神情呆滞,语言错乱,夜间谵妄,善忘颠倒,尿赤便干,舌红苔黄,脉数。治法为清心泻火,醒神开窍。常用穴位有百会、人中、劳宫、后溪、复溜、太冲、行间和大钟等。

5. 痰浊阻窍型

此类患者智力衰退,头重如裹,腹胀痞满,喜怒无常,终日比较呆木,终日无言,神思怠倦,脉象滑脱,舌淡苔白而腻。治法为醒神开窍,健脾化痰。常用穴位有百会、人中、足三里、丰隆、阴陵泉、公孙、大陵、太冲和神门等。

6. 气虚血瘀型

此类患者智力减退,神情呆滞,语言错乱,思维异常,口干不欲饮,健忘易惊,行为怪僻,善忘,面色晦暗,肢体麻木,有瘀斑,久病反复加重,舌质紫暗，脉细涩。治法为益气活血，开窍通络。常用穴位有百会、气海、关元、三阴交、膈俞、血海和合谷等。

（二）取穴

1. 体针主穴和配穴的使用规律

（1）主穴：选用频数最多的经脉是督脉，然后是胆经、心包经和胃经；选用频数最多的主穴是百会，然后是风池、神门、人中和大椎。

（2）配穴：选用频数最多的经脉是膀胱经，然后是胃经、肝经、胆经；选用频数最多的配穴是太溪，然后是足三里、丰隆、太冲、合谷和三阴交。主穴多选取头颈部穴位，配穴则多选取四肢躯干部穴位。

2. 多种针灸疗法治疗老年痴呆的取穴

（1）体针疗法：主要取百会、神庭、水沟、内关、风池、神门、四神聪和足三里，并随症加减；进针得气后，行捻转与提插补泻手法，虚证为主者用补法，实证为主者用泻法。

（2）电针疗法：取穴同体针疗法。用电针仪，施连续波，频率100～160次/秒，刺激量以患者耐受为度，每次30分钟。

（3）艾灸疗法：取穴同体针疗法。头部六位以针刺为多，肢体穴位以灸为主，亦可用艾灶直接灸或可用熏灸法及隔药灸法。

（4）头针疗法：取穴为顶中线、颞中线、颞前线、颞后线、颞旁一线、颞旁二线、颞旁三线。患者取坐位，用0.38 mm毫针，沿头皮15°～30°斜刺进帽状腱膜下，得气后留针；亦可用电针。

（5）水针疗法（又称穴位注射）：取风池、肾俞、足三里穴。药物用胞磷胆碱、醋谷胺注射液或人参注射液、复方当归注射液。方法是取5 ml针管，抽以上2种药液，每穴注入1 ml。

（6）耳针疗法：取穴为心、脑、皮质下、肾、内分泌、神门、肝。方法是用王不留行籽压耳穴。

3. 头针取穴

何坚（1999）采用WHO制订的《国际标准头针穴》中的额中线及旁1～3线（双侧）、顶中线、颞前线（病灶侧）、颞后线（病灶侧）治疗60例血管性痴呆患者，并随机分为头电针组及药物组（口服尼莫地平）。8周后结果显示，两组治疗后神经心理量表的测定分值均较治疗前有所提高。

4.特定穴位选取

临床采用井穴针刺、刺络放血等方法治疗血管性痴呆，患者的记忆、认知能力得到明显改善。

5.中风后痴呆取穴

针灸治疗中风后痴呆应运用体针、头针、电针和水针相结合为宜。头针选取双侧语言区、晕听区，得气后接电针治疗仪；体针取百会、神庭、水沟、四神聪和足三里等穴，并配合风池、肾俞、哑门的穴位注射。

（三）治疗方法

1.毫针刺法

主要为醒脑开窍法，用于治疗"窍闭神匿"的各种心、脑神志病，尤其是中风及其后遗症，也可以用于治疗老年性痴呆。

2.拔罐

取背俞穴，先将健身罐扣在大椎穴上，在背部督脉循行部位来回缓慢推移3次，将罐留拔于大椎穴上，另取罐分别从左右肾俞向上至大抒穴来回缓慢推移3次，将罐留拔于肾俞穴上，如此反复走罐拔吸至局部皮肤潮红为度，最后留罐30分钟。

3.灸法

用艾条熏涌泉穴、足三里，左右不停交替，每次熏灸的时间为30分钟。

第三节 康复治疗

一、运动疗法

运动疗法（kinesitherapy）是通过患者自身的力量或治疗师的辅助操作或借助于器械所进行的主动或被动运动，这种疗法的目的是使全身或者局部的功能得以改善。运动疗法是一种积极的疗法：一方面，这种积极性是患者自身的运动积极性；另一方面，运动又能进一步提高患者的积极性。

（一）运动疗法的作用

运动疗法在老年痴呆患者康复训练中的作用体现在以下7个方面：

（1）维持和改善关节的活动度；

（2）增强肌肉；

（3）增强耐力；

（4）改善平衡协调的能力；

（5）增强心血管功能；

（6）改善呼吸功能；

（7）改善日常生活的活动能力。

（二）适合老年痴呆患者的运动项目

1. 力量性项目

包括沙袋、举哑铃或者实心球以及各种肌力训练的器材等。这些类型的运动安全指数较高，而且比较容易操作，使肌肉力量得到训练的同时，关节功能方面能得到增强。这种类型的运动针对相对严重的老年痴呆患者，可以提高他们日常生活的能力。

2. 放松性项目

患者可以做放松性质的体操、太极拳或散步等。身心的疲劳感可以通过以上这些运动得到消除，在神经衰弱和高血压等方面有防止性作用。这种类型的活动，在老年痴呆患者身上是最常用的。

3. 耐力性项目

包括球类运动、快跑或者慢跑、游泳、爬山、骑行等。通过这些运动，患者在耐力、代谢功能和心肺方面都可以得到改善和提高。但是，需要注意的是患者病情的严重程度不同，需要以此为依据去选择适合的项目。长跑和慢跑以及行走这些运动项目是不需要专业技巧的，其他项目都要求很强的运动技巧，并且有些项目危险系数比较高，如游泳、爬山和骑行。因此，老年痴呆严重的患者不适合这三种类型的运动项目，即使是老年痴呆比较轻的患者，也必须在专业的医护工作人员陪同的情况下，才可以进行这类运动。难度系数相对低的运动，如球类、健身跑和行走可以在所有的老年痴呆患者中广泛倡导。

运动疗法的患者身体能适应的运动强度必须控制好。他们和正常人有很大的区别，存在认知障碍等各种问题的老年痴呆患者，自身的机体功能是无法和健康人相比较的。运动疗法的运用在这类疾病中最重要的就是改善日常生活的能力，给予患者良性的刺激，控制患者的病情，防止进一步恶化。

有的痴呆患者自主的活动能力已经基本丧失了，甚至一直卧病在床，患者的关节松动每天应当由医护人员去帮助完成，这是必不可少的。这样可以维持关节活动度，延缓关节功能退化，但要注意不要超过关节正常的活动范围，以免造成伤害。

二、作业疗法

作业疗法（occupational therapy）是应用有目的的、经过选择的作业活动，对于身上、发育上、精神层面上有功能障碍或一定残疾的，以致不同程度地丧失生活自理和过去职业能力的患者，进行治疗和训练，使患者改善现在生活、增强劳动能力、加强学习能力、逐步恢复正常生活的一门学科。作业治疗着重于帮助患者恢复或取得正常、健康、有意义的生活方式和能力。

（一）特点

（1）用于治疗的作业是经过选择的、有明确目标的活动，是与患者所处的环境有关的活动，进行这些活动可使患者和身处环境的关系得到改善。

（2）一项作业活动的完成需要心理和情绪以及认知协调、综合地去发挥等各种相互作用。作业活动的中心可以以调节情绪为主，可以以训练认知为主，也可以以训练躯体为主。

（3）作业治疗的根本性目的是帮助患者可以取得积极的、健康的生活方式和生活能力，甚至还可以提高工作方面的能力，更优秀者还可以恢复到原来的职业。这种健康的、趋于正常的生活方式，很大程度依靠着以下各基本因素之间的相互协调和平衡，也就是适应外界环境的能力和影响力、社会活动、生活自理能力、娱乐、工作。所以，患者对于日常生活的技能能够熟练地使用和掌握，可以面对崭新的环境，正常工作，适应生活，才是作业治疗的根本目标。

（二）训练的原则和注意事项

训练的方法有很多种，而难易的程度要根据患者自身的智能情况决定，具体问题具体分析。①训练时要由简到难，循环渐进，从简单的动作开始，每个简单的动作训练的时间控制在3到5天。训练之初，老师进行示范，患者理解之后，让他根据示范进行模仿，这个过程中可以稍微用语言对其进行提示，直到最后，患者可以单独完成。②在训练的过程当中，针对重度的痴呆患者，遵循的原则就是补偿缺陷和扬长避短。患者可以不借助他人完成的活动，就鼓励其独立完成；患者面对活动表现出吃力时，护理人员要给予帮助。要尊重患者的自尊心，不能表现不耐烦，对患者的稍微进步都要持鼓励的态度，使患者的主观能动性能最大限度地发挥出来。针对轻度痴呆患者来说，应鼓励其接受新鲜的事物和信息，多参加各种类型的活动，鼓励其完成日常生活。所以，痴呆患者的严重程度不同，训练的方法也不统一。③训练的过程要时刻注意患者的情绪变化，做到及时调整，使患者的状态一直保持在最佳，这样各种训练的完成度也比较高。

（三）作业活动的分类

（1）维持日常生活所必需的活动，如穿衣、进食、行走和个人清洁卫生等，这些日常生活作业是保持健康和生活自理必需的。

（2）能创造价值的工作活动，通过从事这种作业活动，人们可以取得报酬，在经济上自给和抚养家庭；作业的成果又能为社会提供服务或增加精神财富和物质财富，如各种职业性的工作活动。

（3）消遣性的作业活动，在业余时间和闲暇的时光进行这类活动，最主要的就是使个人的兴趣爱好得到满足，时间得到消遣，同时可以劳逸结合，如听音乐会、种花、下棋、看电视、游戏和打球等。

（四）常用的老年痴呆患者治疗作业疗法

1. 日常生活活动训练

如穿脱衣服、洗脸、刷牙、洗浴、吃饭以及用厕大小便等，制定一定的训练步骤，将整个练习分成若干小部分，一步一步训练。

2. 认知训练

包括记忆力、理解力、注意力、解题（problem-solving）能力和复杂操作能力等方面的训练。

（1）训练记忆力。①瞬间记忆：也可以称作超短时间的记忆，训练这种记忆力最基本的方法，就是不按照顺序地列出一串数字，然后念出来，以三位数作为开始，然后逐次增加一位数，治疗师念完，患者迅速说出，一直回忆不出来才算结束。②短时记忆：在一定时间内，让患者熟悉治疗师所展示的东西，然后让患者记忆，接着让患者把看到的物品回忆出来。③长时记忆：这个方法主要是让患者去回忆近期来过家里的人、近期患者家中所发生的大大小小的事情、最近看过什么样电视、情节如何等。④在我们的日常生活中，时刻让患者进行记忆的练习，这样会达到意想不到的效果。例如，为了使患者有个良好的生活作息，在治疗师的指导下，让患者制定一个适合自己的生活作息时间表格，这样可以很直观地让患者对时间、日期感兴趣，留意这些变化；在和患者一起出门运动时，该怎么走、走那个方向这些要让患者判断以及辨别；规定一个地方放置患者的生活用品，每次取和放的时候都让患者自己动手；让患者多和身边的人进行交流，鼓励其对家庭中的各种事情多多关心和留意。另外，针对老年痴呆患者，种花是一个不错的选择，患者要留意花期，每天费心照料这些花卉，这样每天都在锻炼自己的记忆力，也锻炼了自己的动手能力。

（2）智力训练。智力训练的活动内容是丰富多彩的，涉及逻辑联想能力和思维的灵活性、面对社会的应变能力、计算分析和综合能力等。

①逻辑联想、思维灵活性训练：从儿童玩具中去寻找一些有益于智力的玩具。

②分析和综合能力训练：经常让患者对一些图片、实物、单词作归纳和分类。

③理解和表达能力训练：给患者讲述一些事情，讲完后可以提一些问题让患者回答。

④社会适应能力训练：对于外部的一些信息，让患者尽可能地去了解，从封闭的生活环境中走出去，鼓励与他人的接触交流；有目的地让患者参与家庭生活中的种种事情；患者无措时，要及时地给予帮助以及指导。

⑤常识的训练：人们所认知的常识，实际上就是患者曾经经历过的或者是知道的一些内容，这些内容一直在记忆库中储存着，但是痴呆的情况越来越严重，这些内容也随之不断地开始丢失。为了防止患者遗忘的速度过快，就要使患者时常去回忆然后再次储存起来，如此反复。

⑥计算能力和数字概念的训练：抽象的数字针对的是有一定文化水平的人群，对于文化欠缺的老人来说，存在一定的困难，更别提在认知方面有障碍的患者了，但在生活中只要我们稍加留意，随处可见关于数字概念以及计算的事物，这样患者锻炼的机会就增多了。

（3）训练定向力。包括对时间的定向、对地点的定向和对人物的定向。具体操作如下：在病房内，可以装饰些比较醒目和患者可以读懂的标志，摆出患者生活中经常使用的餐具、桌椅等，反复训练，逐渐让患者认识自己所住的病房以及厕所的具体位置；在接触时，将护士的名字、一些生活小常识反复地讲给患者听，让患者能够清楚地记住；借助一些辅助性的工具，如小黑板，或者在平时的生活护理上，将年月日、早中晚、天气情况和地点反复地讲述给患者，让这种时间的概念清晰地印在患者脑中。

（4）苏醒疗法。通过患者家属的描述，对患者年轻时熟悉的事物、喜爱的东西有初步的了解，然后治疗师再去准备一些患者穿过的衣服、一些年轻时的照片、对患者有纪念意义的歌曲，借助这些东西，唤起患者以前的记忆，以此激发出患者比较久远的记忆和感触。

（5）训练注意力。选择一些相对有趣味性的画报、报纸等，让患者去读阅，每个患者的兴趣爱好不同，治疗师可以相应地准备一个可以起到动手能力的手工，如拼图、搭积木等，还可以让患者下棋。

3. 家务活动训练

例如，洗衣服、备餐、打扫收拾、装饰家里等训练，而在这个过程当中，医师可以指导患者做家务如何省力、如何减少能量消耗、家庭设备如何去改装，以此起到锻炼患者的目的。

4. 文娱疗法

选择一些有意义的文娱活动让患者参加，这样可以使患者的身体健康得到有效的恢复，而且能改善身心功能，如湖边钓鱼、在公园或者小区下棋、看话剧、出门旅行等，这都是比较常见的文娱活动。

5. 工艺疗法

应用手工艺进行治疗，如陶器、藤器、竹器、雕塑、绳器等，不仅能细致功能活动，训练创造性技巧，又可转移对疾病的注意力，改善情绪。

6. 游戏疗法

治疗师选择适合患者的几种游戏，对痴呆老人进行训练，促使其运动智能以及心理能力的发展。

7. 工作疗法

工作疗法简称工疗，是在专业人士的指导下，把患者组织在一起，通过参加一些简单的工作或者劳动疗法，使患者的注意力被转移，适时地调整心理状态和精神，锻炼社会能力。

8. 书画疗法

这种作业疗法是中国比较传统的方式，凭借绘画和一些书法的练习，改善患者的心理状态和精神面貌，抒发情感，而且可以抑制痴呆老人的抑郁症状和焦虑的情绪。

9. 感知训练

周围及中枢神经系统受到损害的痴呆患者，可以在实体觉、运动觉和触觉等方面进行一些锻炼。

10. 园艺疗法

可以通过种植花卉、养殖盆栽和一些简单的园艺设计等起到治疗的作用。

11. 训练职业技巧

基本的工作技巧和劳动都属于职业技巧训练，如制作木制家具、文职工作、机械维修等，这些训练目的很强，都是为了使患者恢复后可以正常工作。这个疗法相对使用的群体是患者病情较轻，或者是年龄不大的患者。

三、心理治疗

有部分老人在开始患有痴呆症状时，除了衰老症状很明显，如不断减退的记忆力、行动和反应都变得迟钝，最常见的就是个性大改，患者不再喜欢言谈、情绪起伏不定、变得孤僻、不爱与人交往、失眠多梦、不爱运动等。治疗的时候，除了用药、补充营养、训练智力和做一些运动，进行康复训练之外，心理治疗也是必需的。痴呆患者本身的智能由于已经倒退，使用心理治疗有很大的难度，这就需要治疗师用患者能理解的词汇，用真挚的感情和加倍的耐心及热情去指导。面对患者因长期病情导致的麻木和低沉的情绪，医护人员要秉着一片赤子之心，以此获得患者的理解并配合，注意患者的情绪，避免情绪激动、波动或忧郁，给患者树立信心，使其保持愉快的心情，可以安度晚年。

要尊重患者的隐私，变得老年痴呆患者因为病情影响时常发生的性格变化和精神症状，如猜疑、不合群，甚至出现妄想和幻觉，家人要持包容的态度，正确对待这些症状。患者诉说自己的困扰和低落的心情时，家人要静静聆听，不要强制性地制止患者的唠叨。患者的合理性要求，要尽可能地去满足，有些要求无法完成时，要耐心地去解释。考虑到患者的心理状态，要避免过激的行为和语言，防止患者再次受到伤害产生情绪低落的逆反情绪，甚至发生攻击性行为。有的患者行为偏激，非常固执，甚至会摔打东西、辱骂他人，这个时候更应该以鼓励和容忍的态度面对患者，切忌不能用隔绝的方式来解决。

鼓励患者，增强其战胜疾病的信心，对患者处于一个怎样心理状态要充分掌握，然后和患者进行有针对性、有目的性的交谈，把患者在思想上面的问题解决掉。要十分注意交谈的技巧，要尽量清除阻碍缓解病情的抵触心理。记忆力在老年期之后衰退，记忆犹新的事情往往都是自己自豪或者感到很快乐的，因此对患者进行护理的工作人员要对患者以前的生活有详细的了解，挑起患者感兴趣的话题，逐步引导患者回忆过往的事情，使患者对未来的生活秉持一种积极乐观的态度和向往。

我们可以采取5项具体措施，予以纠正和治疗较常见的老年痴呆患者心理异常。

1. 抑郁

食欲减退、失眠、呆滞、疲倦、退缩和心烦等是抑郁的症状表现。

对策：鼓励患者多参加运动，散步最为合适，避免强烈性运动。患者不想做的事情，不能强迫，患者诉说时要耐心倾听。

2. 焦虑

痴呆患者特别容易缺乏安全感，甚至会经常感到失落、焦虑。症状就是反反复复地挑衣服，不停地搓自己的手，控制不住自己，坐立不安，来回走动，更严重的抗拒治疗，不想饮食等。

对策：给患者足够的照明，使生活的居室保持安静，可以播放缓解情绪的轻音乐，适当地进行有趣味的活动。

3. 激越

情绪起伏较大，无法稳定，常为小事发火，顽固，不配合。

对策：产生激越的原因要具体分析，对于偏激的患者，要及时稳定其情绪，避免刺激性的语言。为了使患者的身心得到放松，应该多鼓励其进行比较有规律的运动。

4. 淡漠

表现为退缩、孤独、回避与人交往，对环境缺乏兴趣。

对策：将室内灯光调亮些，在起居室放置患者平时爱好的照片、挂钟等，对患者的病情多些关注，倾听患者的诉说，对患者自己有欲望去做的事情，一定给予肯定和鼓励，让彼此互相信任。

5. 欣快

最典型的表现就是对过去的事物依恋，说话变多，容易满足，面部表情丰富，但是给人的感觉是滑稽的。

对策：以尊重患者为前提，增加活动量，如和朋友下棋、每天读报和练拳。

四、音乐疗法

音乐疗法是借助乐器和音乐来改变患者病情的治疗方法。患有自闭症和痴呆症等心理疾病的患者是音乐疗法的主要对象。这种疗法以心理学为根本，在心理上给予患者关爱和帮助，而不使用任何药物。最近几年，在老年痴呆患者中，音乐疗法开始普及。

音乐治疗的过程中，音乐治疗师借助音乐以及乐器与患者进行交流沟通，其目的是缓解患者当前的病情。护理人员播放乐曲前，要充分了解每个患者的本身文化修养和爱好，把患者的精神活跃起来，还可以让他们尝试着练习简单点的发音。熟悉的音乐和旋律都可以成功唤起患者的记忆。

远在几十年之前，国家就认可了音乐治疗师这项职业，而且美国是音乐治疗较发达的国家，其培训课程是十分充实的。在国内，音乐疗法虽然已经广泛地使用在患者身上，但是还没有全国普及专业的音乐治疗。

五、言语语言治疗

言语（speech）是人们借以沟通并把信息一起消化的基本方法，同时是口语交流的机械部分。需要相应的神经肌肉活动，口语才能够有清晰的发音。单纯的言语障碍为构音障碍。作为人与人交流的工具，语言（language）是规则和词汇的表达方式。言语的交流形式不单只有口语，还包括手势、表情以及书面等。在这个领域发生的全部异常，不能只用单纯的语言障碍或言语障碍来概括，所以现在把这称为"言语语言障碍"。言语和语言是无法分割、相互依赖的关系。

言语语言障碍就是组成语言的听、看、说和写4个方面的各功能环节单独或者两个以上的环节受损。成人发生言语语言障碍的主要原因之一就是老化，而以此引发的言语语言障碍的情况是最具复杂性的。所以，言语语言障碍只要发生在老年痴呆患者身上，治愈或者矫正的概率非常低。

（一）言语语言障碍分类

（1）声音异常。具体包括音量、音质和音调的异常。

（2）语言异常。

（3）构音异常。

（4）流畅度异常。

（二）言语语言治疗的根本目的

（1）主要调整患者的感情和心理，使其勇敢地去面对言语交流障碍。

（2）提高患者的表达能力和语言的理解能力（包括提高听觉、阅读理解力和语言表达、手势表达以及语言书写力），其治疗的最终目的就是使患者的语言交际能力可以彻底恢复。

（三）对老年痴呆患者进行言语语言治疗的原则

（1）开始言语治疗之前，进行言语语言功能测评要细致而又全面，患者的说、读、听、写的障碍程度和病变程度要清楚详细地记录，治疗要具针对性，从难易两种程度上制定治疗程序。

（2）假设听、说、读、写等口语和书面语言能力同时在很多方面受到损伤，那患者的口语康复训练才是治疗的目标和重点。原因是：口语的发展先于书面语，书面语是在口语的基础上学习得来的；口语对书面语有支持作用，口语的恢复有助于书面语的康复训练；口语是人类都具有的最起码和主要的交际方式，口语的恢复决定患者能否参加正常的社会生活和交往；

（3）训练口语的时候，想要强化训练，就要结合书写和朗读。

（4）以患者的兴趣为切入点，根据患者病情，由简到难，循序渐进地进行言语矫治。

（5）言语语言的训练要注意加入患者的生活中。

（6）为使患者语言交流的积极性和欲望能够更好地被激发出来，要设置适宜的环境。

现在，还没有特别有疗效的治疗方式是针对言语语言障碍的，而这种障碍在老年痴呆患者中占的比例比较大，只是严重程度不同而已。简而言之，言语语言训练的次数和时间越多越长，起到的效果越明显。此种疗法只针对老年痴呆轻度和中度的患者有所疗效，并且疗效随着病情的加重而降低。

第七章 老年认知功能障碍干预模式的构建

第一节 干预模式的理论基础

一、社会认知理论

社会认知理论（Social-Cognitive Theory，SCT）是 1986 年由美国斯坦福大学著名心理学家班杜拉（Bandura）提出的，是自我管理研究最主要的理论基础。该理论强调人们的学习以社会环境为主，通过对他人的观察，获得信念、态度、知识及技能。Bandura 认为个体、行为和环境之间是相互作用的，自我管理是个体、行为和环境相互作用的结果。相互决定论的观点认为自我管理是个体通过改变行为与外在刺激而进行的管理，通过应用自我强化和认知策略形成并保持理想行为，最终引向有价值的目标。

二、认知行为疗法

认知行为疗法是 20 世纪 60 年代由 Aaron T. Beck 提出的，主要针对焦虑、抑郁等心理问题和不合理认知导致的记忆、结构等出现问题的一种治疗方法。Beck 认为人们通过对经验、认识、态度和假设，逐步建立起对事物的认知。一个人的心理问题或情绪障碍的产生，并不是激发事件直接引起的反应，常常是潜移默化地、不知不觉地进行，以"自动思维"的形式出现，因此不易被察觉。认知是心理行为的关键性因素，而心理行为的改变也可影响认知。由于文化程度、生活背景及周围环境的差异，人们对事物的理解和认知往往存在明显偏倚。如果个体的理解和认知，影响到了他们的心理变化和行为活动，产生了不合理的信念，则会导致产生不良情绪和不良行为。这所有的情绪和行为反过来又可能影响人们的认知过程，使原有的认知观念得以加深，问题越来越重。因此，在认知行为干预中，干预者不仅要矫正不良行为，而且要重视情感、行为及认知的关系，在三者之间建立一种良性循环。

三、阶段性行为改变模式

自理学普罗察斯卡教授在1983年提出阶段性行为改变模式（The trans theoretieal model and stages of change，TTM），提到人的各种行为的转变，其过程是连续的、渐进的、复杂性的。行为改变的过程被这种模式划分成五个阶段：前沉思阶段、沉思阶段、准备阶段、行动阶段、维持阶段。前沉思阶段是指个体尚未意识到健康危害行为的存在及其所带来的危险，未有改变其行为的打算；沉思阶段是指个体已意识到健康危害行为的存在及其所带来的危险，并开始认真思考行为改变的可能；准备阶段是指个体开始准备进行行为改变，但尚未建立持续性的行为改变；行动阶段是指个体在上述阶段基础上，建立了持续性的行为改变（时间控制在6个月之内）；维持阶段是指个体持续性的行为改变达到6个月以上。个体在不同的阶段，行为改变不同，其心理特点也不同，因此各行为改变阶段与认知行为干预需相符。在国内外的大量文献中都提到，国内外学者将认知行为干预的时间定在3~6个月，本研究参照文献结果和流行病学专家的意见，确定本研究的干预时间为6个月（即干预3个月，随访3个月）。

第二节　认知功能障碍的干预框架及流程

一、认知功能干预框架

巴尔特斯等人提出的毕生发展观认为认知功能是心理发展的一部分，心理发展贯穿人的一生，包含了两个复杂而相互联系的动力学过程，即生长和衰退双重过程。认知功能的发展和衰退受较多因素的影响，包括一些可塑以及不可塑因素，我们可以通过干预一些可塑性的因素来延缓或改善认知功能。通过研究显示，年龄、性别、职业、慢性病、生活方式、抑郁及睡眠对老年人MCI有影响，而抑郁作为可塑性因素对老年认知功能影响最大，同时调节着睡眠、慢性病、生活方式等因素对老年轻度认知障碍的影响。

Beck等人提出的认知行为干预涵盖三个方面：自我管理，心理治疗和认知疗法。本研究通过查阅相关文献发现，已经有非常系统和完整的干预方法去治疗老年人的心理问题，具体包括怀旧疗法、心理疏导疗法、整体性心理疗法、支持性心理疗法、音乐疗法等，并且治疗的效果很显著。根据本次研究的目的、干预形式及患者特点，选取了团体怀旧疗法及个别心理疏导疗法作为本次研究的心理干预法。在自我管理方面，主要以生活方式指导为主，包括饮食、睡眠、运动、戒烟戒酒等。而对MCI患者的认知疗法，国内外学者也进行了较为深入的研究，方法主要集中在记忆力训练、回忆疗法训练、语言能力训练、运算法训练、数字法训练等方面。研究结果表明认知训练作为MCI患者认知功能改善的方法，具有成本低，便于实施的特点，有很好的应用前景。本研究的认知训练Meta分析也证实了这个观点。结合研究的目的、时间及患者特点等多方面因素考虑，本研究将团体怀旧疗法、个别心理疏导疗法、认知训练及自我管理组成了本研究最终的认知功能干预方案，并初步构建了MCI老年人认知功能干预框架，见图7-1。

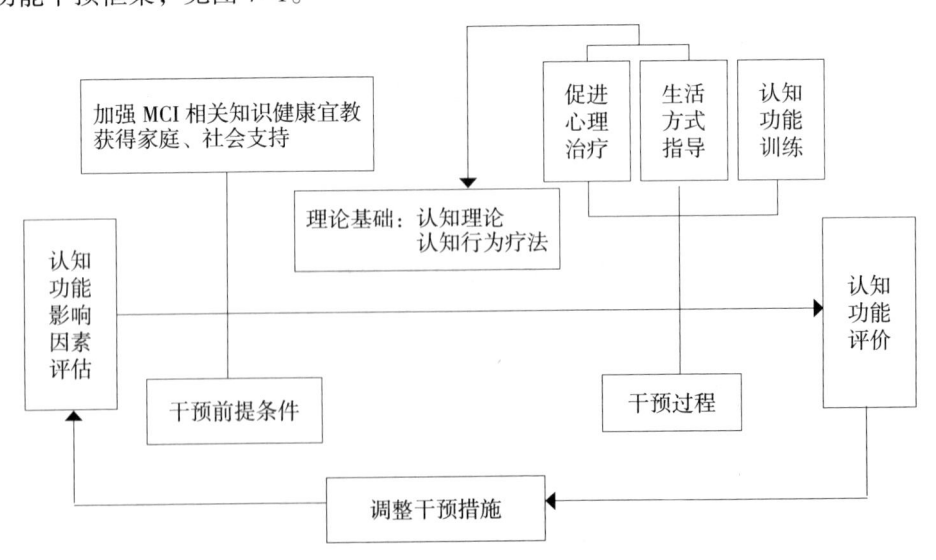

图7-1 MCI老年人认知功能干预框架

二、认知功能干预程序

为增强 MCI 老年人认知功能干预模式的可操作性，研究者将认知功能干预分为以下八个步骤，以确保 MCI 老年人认知功能干预模式的有序运行。

第一步：早期与 MCI 老年人交流，了解病情，告知认知功能损害的不同程度对 MCI 疾病发展和治疗的影响。调动 MCI 老年人积极性，取得信任，与患者之间建立友好合作、相互配合的关系。

第二步：通过启发式提问及问卷调查法，评估 MCI 老年人认知功能损害程度，分析患者负性心理状况。

第三步：根据患者个体差异及认知损害程度，为每个患者制定详细、周密的认知功能干预计划，帮助其建立正确的认知模式，从而达到改善认知功能的目的。

第四步：做好健康宣教，包括疾病的危害、临床表现、诊断方法及生活方式指导等。

第五步：应用团体怀旧疗法及个别心理疏导疗法，促进 MCI 老年人情绪宣泄，稳定心理反应。

第六步：通过对睡眠、饮食、运动等生活方式进行指导，改变患者不良的生活行为，提高自我管理能力。

第七步：进行认知训练的行为干预，改善患者的认知功能。

第八步：发挥老伴、儿女的家庭支持作用，在家里做好认知训练，促进自我管理能力的提高。

第八章 老年认知功能障碍的干预技术

第一节 认知干预技术

一、质疑曲解自动想法的技术

自动想法是一种非常典型的浅表层面认知。我们的行为和情绪会受到曲解的自动想法的影响，包含人们在生理功能方面的失调，因此也称之为功能失调性自动想法（dysfunctional automatic thought）。在认知治疗中，质疑、调整曲解自动想法有以下一些常用的基本技术。

1. 理解特殊含义（understanding idiosyncratic meaning）

在患者完成家庭作业中或是在医患治疗性会晤时，治疗师需要谨慎地确认患者的自动想法，以确定患者要表达的真实的含义，否则就会发生信息不对称的现象，患者的自动想法就会被曲解。要理解患者确切的自动想法是因为在患者的表达中会出现以下三种情况。

（1）潜在含义。患者所表达的自动想法，因为使用到很多词汇，具有隐含着别的含义的可能性。治疗师要做到不厌其烦地反复确认词语背后的实际内容。

（2）用词不当。患者会使用自己习惯的方式和语言，或者是自己觉得恰当的词汇去表达自动想法。所以，在治疗会谈的过程当中，患者经常会出现词不达意的情况，这个时候治疗师要根据字面意思去理解患者内心的真实想法，否则有可能会误解患者的意思。

（3）疑问句式。面对自动想法以疑问句式出现时，治疗师要进行解读，对陈述的实际内容要准确无误地理解出来。在表达自动想法时，疑问句式是经常被患者使用的句式，如"被拒绝了，我该怎么办？""我能做到吗？"。其实，陈述的实际意思就是"我肯定会遭到拒绝""我不能做到"。遇到患者用疑问句式表达自动想法时，治疗师不要随意地揣测其表面意思，应引导患者用陈述的方式把自己的意思表达出来。

2. 归类曲解想法（categorize the distorted thought）

以认知治疗的理论为依据，可以从患者的认知中找寻他们心理障碍发生的原因。当患者向治疗师提供自动想法后，如果治疗师发现其中存在曲解之处，就应该启发患者了解自动想法的常见类型以及指导患者识别自动想法属于哪种类型。

曲解自动想法的常见类型有以下 20 种。

（1）选择关注。对于多面性的事物，患者只关注到其中某个点，其他息息相关的方面反而被忽略了。例如，别人是不是察觉到我紧张的表情了。

（2）过度引申。断定偶然发生的一件难以忘怀的特殊事件，在生活中会经常发生。例如，我这次表现得不好，以后都会表现不好的。

（3）贬低积极。在看待自己、他人和环境中，认为积极的方面毫不起眼。例如，别人对我进行夸奖，感觉这很平常，并没使我感到自豪。

（4）非此即彼。觉得事物只有两种可能，非白即黑，不是"全"就是"无"，对于存在中间状态假设根本不考虑，这种思维比较极端。例如，如果我的成绩不是 A，那肯定就是 D。

（5）苦算命运。对自己的未来，认为注定是不好的。例如，我这一生都只能默默无闻。

（6）瞎猜心思。对于别人的想法和反应，随意地、没有依据地断定。例如，课堂上，老师不叫我回答问题，肯定是觉得我学习不好，不喜欢我。

（7）灾难当头。对自己身上正在发生的事情，充满负能量，觉得自己没有承受的能力，认为发生在自己身上的是很大的灾难。例如，乘坐飞机时耳朵受压力的影响很难受，就开始想自己会不会死在飞机上。

（8）自我错怪。所有事情产生的坏结果，总会觉得是自己的问题导致的。

例如，小组表演的节目在年会上没有获得名次，就觉得是自己影响到大家，充满自责。

（9）情绪推理。听任负性情绪引导自己对客观现实做出随意诠释。例如，我一点都高兴不起来，应该是天气不好的原因。

（10）乱贴标签。对实际情况，不管不顾就把固定标签贴在自己或者他人身上。例如，我不是一个令人喜欢的人。

（11）理所当然。自己的行为和动机用"必须"和"应该"来设定。例如，我必须是最厉害的，否则怎么能排在第一位呢。

（12）管中窥豹。无法看到事物的全部，只满足于略有所得或者所见不全面。例如，各种兴趣爱好是无用的，有素养不等于富有。

（13）后悔莫及。悔不当初，为自己已成定局的事情深感懊悔，如果不是当初，结果肯定更好。例如，假如大学我学的是法律，那么现在我肯定是名成功的律师。

（14）以偏概全。对待整体的事物总持片面的观点。例如，我总是学不会游泳，那我在体育这方面不行。

（15）任意推断，也可以定义为非逻辑思考。逻辑思考不严谨，随意推断事物。例如，我写的字比较差，常言道"字如其人"，所以断定自己的为人也有问题。

（16）委曲求全。成全别人，委屈自己。例如，自己的管理能力稍差，只能勉强服从。

（17）随意比较。跟事物互相比较的时候，没有一个符合实际的参考标准。例如，假设自己在他这个职位上，相信自己肯定做得会更好。

（18）完美主义。跟自己有关的所有事，都必须是完美无缺的，甚至苛刻到必须尽善尽美。例如，这件事一定要做到最好，一旦没有做到就会自我怀疑。

（19）胡乱指责。觉得原因肯定不出在自己身上，一味地责怪身边的人，推卸责任，不想办法完善自己。例如，在这种毫无发展前途的公司，我的前途怎么会光明。

（20）固执己见。任何可以驳斥负性想法的理由和证据都会拒绝，且总是自以为是。例如，不管别人说自己太瘦，还要坚持减肥。

3.核查客观证据(examines the evidence)

针对患者有曲解自动想法的情况,进行干预最有效的方法就是核查客观证据。在特定情境之下,患者都认为所冒出的自动想法十分有道理。这些自动想法是毫无理论依据的,是经不起推敲以及没有深思熟虑的,因此治疗师可以利用这一点,诱导患者提供客观证据。

4.引导自我发现(guided discovery)

治疗师可以对患者进行相对直接和简单的提问,如,"这话是什么意思?""然后怎么了?""最后会发生什么事?"等。患者在这些问题的引导下会进行思考。治疗师只进行引导,不加回答,步步推进地让患者在回答中发现自己的问题。

5.质疑绝对肯定(challenging absolutes)

在表达曲解的自动想法时,患者习惯用肯定的语气和词语,如"一直没有""全部""不会有人""所有的"等。从根本上来说,使患者陷入这种无法抽离的模式就是因为绝对思考方式。因此,治疗师先要做的就是适当地质疑,使患者可以醒悟,剔除那些不理性的思维方式。

6.进行重新归因(reattribution)

患者对自己曲解自动想法难以破解的最根本性的因素,就是对自己的想法深信不疑。任何结果在他们看来都是有着必然的联系,因此他们习惯根据自己的因果判断模式来确定引起实物结果的原因。他们归因的思路清晰稳定,也有着很特别的归因方式,所以一直无法挣脱自己功能失调的因果推导思维模式。

7.考虑其他可能(considering the odds)

受到曲解想法局限性的影响,患者往往是"单通道"的思考模式,几乎不会变通,更不会自弃。因此,治疗师在调整患者曲解的想法时,可以采用"考虑其他可能"的技术,使患者变化视野角度,扩大思考范围,挣脱掉思想的束缚,不局限在狭隘的模式中。

8.表达内在感受(externalization of voices)

当患者在表达某些自动想法时,其实际内容可能十分深沉隐含。患者起初的表达貌似是肯定全面,但是治疗师经过一步一步地引导,会从患者身上挖掘出更多的潜在信息。

9. 不幸中有转机（turning adversity to advantage）

当患者对于已经过去的事件或经历后悔莫及而影响现在的心境时，治疗师可以运用"不幸中有转机"技术引导患者把目光转移到当前的积极生活中。虽说大家都能理解世上没有"后悔药"，但患者就是会缠绕在一些已成定局的自认为是后悔的往事，把自己的情绪搞得很糟，而完全忽视当前的现实。治疗师在应用这项技术时应该考虑周全，启发患者从现实中发现积极的方面，达到情绪和心态改善的效果，而不能把自己的观点强加给患者。

10. 挑战极端思考（challenging dichotomous thinking）

伴有极端思考的患者一般都比较固执，他们的想法喜好会从一个极端跳向另一个极端，所以总是非此即彼地去认定事物的结果。他们的思维是在0与100%的两个端点上，无论是对待自己还是对待别人和对待环境都是绝对化的。不是最优秀，就是最笨拙；不是最善良，就是最可恶。这样的极端思考模式会让人走入死胡同，将人带向无望的境地。

11. 直接对峙争辩（direct disputation）

尽管在认知治疗中通常都要求治疗师通过引导、启发等方法使患者产生感悟和改变，但在特定的情况下需要采用直接对峙争辩的方式对患者曲解的想法进行直接的辩论。虽然在直接争辩时治疗师会显得有些强势，但谈话的气氛仍以患者为中心，目的是阻断危险或极端性行为的发生。

12. 澄清双重标准（double-standard）

假如碰到的患者是一个完美主义者，那么他对自己和别人会有两个不同的标准，且差别很大。在一个相同的事实或条件下，他们以双重标准来评判和处理问题，因此当别人对此感到疑惑时，他们却不以为然，感到十分正常。例如，我们所熟知的厌食症的患者，非常满意自己比常人过于消瘦的体型，但是碰到一个消瘦程度跟他一样的，他的评价是截然相反的，他会认为别人是不健康的，毫无美感可言，甚至觉得消瘦得不正常。所以，要引导患者统一这些双重标准。对患者而言，双重标准的调节也会给自身的身心功能带来改变。

二、改变假设和核心信念的技术

1. 苏格拉底式对话（socratic talking）

苏格拉底式对话是认知治疗中十分有应用价值的一种谈话技术。苏格拉底

第八章　老年认知功能障碍的干预技术

觉得每一个人都自带光芒，最主要的是怎样让他发出耀眼的光芒。他指出，人们的很多知识不是由他人灌输的，而是自身早已孕有的，需要通过"助产术"使知识产出。"助产术"是通过"诘问式"的对话来进行的。这种技术称为苏格拉底反诘法（socratic irony），以提问的方式揭露对方的各种命题和观点中的矛盾，用剥茧抽丝的方法，使对方逐渐了解自己的无知，发现自己的错误，建立正确的认知观念。

苏格拉底式对话形式有以下三种特点。

（1）借助问答形式的谈话，把对方的思路搞清楚，让其自己去发现真理和种种问题。

（2）这传授部分知识点时，所要注意的是概念不能直接告知，而是提出问题，让对方回答。假如对方的回答是错误的，不要急于去纠正，这时候再一次提些问题，一步一步地引导对方，直到说出正确答案为止。

（3）谈话过程的重点是提问，不轻而易举地回答对方抛出来的问题。询问问题时，态度端正谦和，只要求对方根据所提的问题进行回答即可，通过对方的回答得出其他延伸的资料，通过不间断的提问，使对方领悟到自己的无知。

苏格拉底式对话的操作有以下三个步骤。

（1）苏格拉底式讽刺。让对方接受自己是"无知"，由衷地产生求知欲，同时态度变得谦和。

（2）定义。在问答当中经过反复的诘难和归纳，进而明确地总结出定义和概念。

（3）助产术。要正确引导对方的思路，让对方顺利地提出最正确的结论。

在认知治疗的过程中，治疗师也需要学习苏格拉底式对话技术，以便引导患者，对患者进行启发、提问和诘难，使患者在这种问答方式中彻底醒悟，改变功能失调的认知。我不是给人知识，而是使知识自己产生的产婆——苏格拉底的境界，也是心理治疗师努力的方向。

2. 逐级追溯推导（vertical descent）

逐级推导又被称作"垂直向下技术"。这在改变患者的假设和核心信念方面是一个常用的技术。该技术中的一个关键用语是："如果此想法是对的，这将意味什么？"

逐级推导的目的是引导患者从自动想法推导至支撑自动想法背后的深层面

的假设及核心信念,所以推导的起点是自动想法,终点是核心信念。

逐级推导的操作从患者列举情境开始,治疗师向患者提问在此情境下有什么自动想法冒出来。当患者清晰地表达出自动想法后,治疗师开始运用"如果此想法是对的,这将意味什么"的用语对患者深层的认知进行启发式的追溯推导,如图8-1所示。

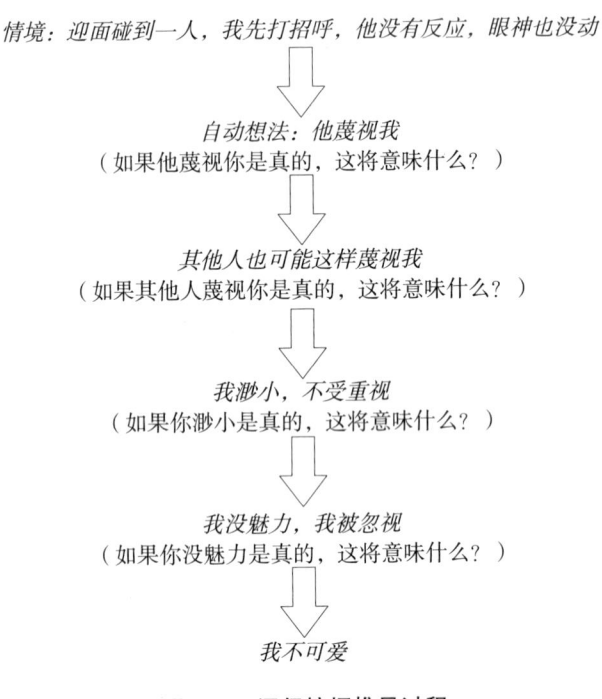

情境：迎面碰到一人,我先打招呼,他没有反应,眼神也没动

⇩

自动想法：他蔑视我
（如果他蔑视你是真的,这将意味什么？）

⇩

其他人也可能这样蔑视我
（如果其他人蔑视你是真的,这将意味什么？）

⇩

我渺小,不受重视
（如果你渺小是真的,这将意味什么？）

⇩

我没魅力,我被忽视
（如果你没魅力是真的,这将意味什么？）

⇩

我不可爱

图 8-1　逐级挖掘推导过程

逐级挖掘推导技术可以在治疗过程中由治疗师和患者一起讨论进行,也可作为家庭作业由患者自己独立完成。

3.合理假设替代（writing an alternative assumption）

假设和核心信念是曲解自动想法的根底。假设支撑患者的曲解自动想法,也带动了情绪和行为的功能失调。假设的合理替代技术能够开拓患者的视野,更新陈旧的模式,使患者尝试去探究运用新的合理解释来带动曲解自动想法的调整。

合理替代假设是通过填写"假设的合理替代练习表"的形式来操作（表

8-1），表格左边的一栏填写原来习惯的假设，右边的一栏填写合理替代假设。合理的标准是以能引出理性的自动想法、良好的情绪状态、适应的行为表现为指标，对患者更有说服力，更有信任度。

表 8-1 假设的合理替代练习

原来习惯的假设	新的合理假设
1. 我没有做到最好，那么我就是一个彻底的失败者	1. 我这件事没有做到最好，我只是在这件事上失败
2. 我的紧张表情被别人发现了，那么我的面子会被丢尽的	2. 我的紧张表情被别人发现，他只是看到了我的紧张表情而已
3. 我没有晋升，那么我这一辈子就没有出息了	3. 这次我没有提升，我可以继续努力争取下一次能成功
4. 不做出一些成绩，那么我就无法为我的大家庭光宗耀祖	4. 我没做出一些成绩，说明要做出一些成绩单靠现在的努力状态是不够的
5. 如果别人不理睬我，那么我就是一个惹人讨厌的人	5. 别人不理睬我，有一定情况，但我还不清楚
6. 如果这点小事也会出错，那么我怎么可能做出一番事业	6. 我在这点小事上出错了，以后可要多加注意，不能忽视小事情
7. 如果我告诉别人我有困难，那么别人会认为我是一个能力极差的废料	7. 别人只有知道了我有困难，才会理解我的难处，给我一些帮助
8. 如果我的情绪一直这样低落。日子这样煎熬，那么我活着还有什么意思	8. 我的情绪一直这样低落，心理健康有问题了，我应该重视

合理替代过程是治疗师和患者的合作过程。在治疗师的引导下，患者根据"合理"的要求去尝试用新的假设来替代以往习惯的假设。这种尝试并非是一蹴而就，需要反复探讨，反复尝试。

4. 成本收益分析（cost-benefit analysis）

当患者被不合理的假设搞得心身功能失调，精疲力竭时，他们也很少去反思这些假设的客观成本和收益。治疗师可以通过分析成本和收益来帮助患者反思假设，重构假设，从而有助于调整曲解自动想法。

治疗师可以聚焦患者的具体心理困扰，指导患者列表思索分析假设所导致的情绪和行为的成本与收益。该表称为"成本和收益分析表",表格分为左右两栏,左边一栏填写"有利之处",右边一栏填写"不利之处"。先由患者填写表格,表达在某种情境下患者假设的"利"与"弊",然后治疗师和患者再共同分析讨论,进行理性的再思考,填写一份新的"成本和收益分析表",建立新版的利弊分析,从而体会调整后的实际效果。

分析成本和收益技术除在治疗过程中实施以外,还可以作为家庭作业由患者自主完成。该技术也适用于调整核心信念。

5. 忽略微小概率(ignore small probability event)

关注小概率事件往往是心理障碍患者功能失调的认知来源,需要进行有效的调整。概率是表示某件事发生的可能性大小的一个量,把必然发生的事件的概率定为1,把不可能发生的事件的概率定为0,而一般随机事件的概率是介于0与1之间。在概率论中,把概率很接近于0的事件称为小概率事件。对于大多数人来说,由于小概率事件发生的可能性极小,通常可忽视它的存在。但是,有心理障碍的患者就会纠缠于某些负性小概率事件的存在,把它与大概率事件视为一样,成为心目中即将暴发的灾难性事实。

心理治疗师需要正确地引导患者,让他们理解小概率事件的存在并非等同所有的可能性,不应该把"可能性"当作"必然性"去应对,不要因噎废食地把现实生活打乱,使自己始终处在惶惶不可终日的艰难境地。

6. 分析逻辑错误(logical analysis)

心理障碍患者中有不少患者的认知曲解是因思维的逻辑错误所致,因此治疗师应帮助患者精细地分析其思维中存在的逻辑错误,这有利于患者进行曲解认知的调整。

逻辑错误一般是指思维过程中违反形式逻辑规律的要求和逻辑规则而产生的错误。常见的典型逻辑错误有同语反复、循环定义、概念不当并列、偷换概念、转移论题、自相矛盾、两重不可、以偏概全、循环论证、倒置因果等。

患者身处逻辑紊乱和谬误之中,很难自拔。治疗师需要引导患者,使他们懂得逻辑有其自身的规律,不管使用什么概念和命题,进行何种推理和论证,都必须遵守最基本的逻辑规律。所以,治疗师应该循循善诱地让患者从逻辑错误中解套出来,进入理性的思维状态。

三、心理意象技术

在认知治疗中，治疗师可以通过心理意象技术（mental imagery techniques）对患者的功能失调的认知进行调整，不仅包括自动想法，还包括中间信念及核心信念。

意象又称心象，是人头脑中保持的关于外界事物的影像，是外界事物刺激感官所产生的形象性记忆。意象材料的不断积累和丰富，是人形成社会意识的前提。意象是人们头脑中孕育成形的，灌注了一定的思想情感的形象。它能够显示本质，但不是概念。它保留了具体可感的特点，但不是表象，而是感性与理性、现象与本质、情感与认识相统一的形象。

以下是一些常用的心理意象技术。

1. 讲授关于意象的知识（concept of imagery）

在认识治疗过程中，特别是患者在收集自动想法过程中，会发现大脑中自然而然冒出的想法除词汇以外，还有图像和意象，他们会感到有所体会却难以表达。因为他们会意识到这些形象性的内容也会对自己构成困扰，给自身带来身临其境的痛苦感受或不良体验。治疗师需要向患者讲授关于意象的相关知识。当治疗师向患者提及"意象"这个概念时，患者都会感到难以理解，但当治疗师改口用内心的图像、形象的思绪、生动的回忆、幻想、想象等意象的同义词时，患者就会感到容易理解。治疗师只有深入浅出地向患者讲述意象，教会患者如何识别意象，才能引发患者认识意象的存在，才能实施一些意象的方法来帮助患者，对认知进行一些调整。

2. 替代意象（replacement imagery）

还有一种情况就是患者意象出现频度较高，每次出现的内容都一成不变，一直重复。针对这种情况，治疗师需要进行干预性治疗。替代意象是操作相对比较简单的技术。以患者的意象主体为中心，治疗师要对患者进行鼓励，使意象进行变换，用新的图像、想象替换之前使患者的情绪方面出现负面的或者无法适应的行为的意象。在这个替换的过程中，治疗师一直充当启发者的身份，让患者想象力得到充分的发挥，让其进入一种忘我的状态，同时治疗师要紧跟患者的思维，充分感受患者的意象空间，在精神上达到一种共鸣。

3. 认知排演（cognitive rehearsal）

在认知治疗的干预中，尤其是对于一些无法及时付诸行动的人际互动，可以通过认知排演的技术使人际互动先在意象层面进行排演。尽管认知排演是虚拟的，是意象活动，排演的情境及内容也会受到患者主观思维模式的局限，但它是一种准备状态，是一种心理的操练，同样能产生效果，为实施现实的调整打好基础。

4. 意象应对（coping imagery）

应对对于患者来说是一件不容易的事情，具有很大的挑战性。在认知行为调整中，患者往往被稳固的应对模式所束缚，无论是认知上、情感上、行为上都会有些"留恋"，想要跳出原来的怪圈会觉得很不习惯。

对患者在现实生活中备受压力折磨所产生的负面情绪以及种种苦楚，治疗师要设身处地地给予理解，不能过度地强迫患者做出大幅度改变，因此这种方法只是过渡性质的。在开始面对意象进行应对练习时，患者先要想象如何应对所恐惧的事物。这样可以准备好现实中的应对措施，提高患者战胜恐惧的自信心。

四、控制反复冒出想法的技术

患者经常会被不断涌出的自动想法搞得烦心和困扰，特别是在焦虑和清静的状态下，自动想法的干扰更是频繁。治疗师需要教会患者运用一些必要的技术来控制自动想法的泛滥，以下是控制反复冒出想法的技术（techniques for controlling recurrent thoughts）。

1. 停止想法（thought stopping）

功能失调的自动想法的涌现经常具有滚雪球效应，一个接一个的想法不断冒出来。如果这些曲解的想法连绵不断，患者就会难以抵御，因为自动想法来得太快，使患者应接不暇，难以招架。

治疗师可以指导患者采用一些简单的刺激方法来打断冒出自动想法的思维流。比如，搓搓手，轻轻地咳嗽一声或对自己提示"停止想下去"等，使患者从"白日做梦"的思绪中停止下来。大量的临床实践证明，虽然"停止想法"只是一种中断曲解自动想法的暂时性措施，但确实能够产生干扰功能失调想法不断延伸的效果。

2. 重新聚焦（refocusing）

对于"停止想法"的操作，患者觉得无法完成时，可以考虑使用"重新聚焦"的方法来打断和控制自动想法的蔓延。在某个情境下，患者的自动想法被触景生情地引发出来时，往往会被动地跟随思绪朝一个焦点方向延伸，从而会很快地影响到情绪、行为和生理反应。如果此时患者有意识地将自己的注意力很快地转向另一个方向，同样能够起到中断原来想法的效果。注意力的转向、重新聚焦不只是更换一个思考的主题，也可以变换一个场景，更换一个动作，使功能失调的想法被干扰，而不再快速弥散影响患者的情绪和行为。

五、转变和控制行为的认知技术

不适应行为是患者心理障碍的重要组成部分，对于这些行为的转变和控制（changing and controlling behavior）可以通过一些认知技术进行有效的干预。

1. 预估行为结果（anticipating the consequences of one's actions）

有些患者在处理某些困扰时，行为有些操之过急或者畏缩不前，这是因为他们对于客观情况的判断与自己所做出的反应之间存在着信息不对称的情况，从而构成行为的受挫。失败的行为又会作为一种正性强化刺激对认知做出反馈，给认知带来曲解的导向。

治疗师在运用预估行为结果技术时，要求患者在还没有对某些情境做出实际反应时，对自己打算做出的行为反应进行一个预先估计，估计自己的行为会产生怎样的结果。治疗师可以引导患者进行多方面的思考，对行为的结果进行多角度的估计，也可和患者一起拟定应对行为的实施方案，由患者从认知层面预先进行选择。

2. 警示背道而驰（inducing dissonance）

有时，患者从潜在层面的信念到浅表层面的情绪和行为，都会进入一种与自己原本的处世原则背道而驰的状态，如用漠不关心的态度对待原来在乎的事情，对本该珍惜的东西满不在乎。在这样毫无理智的情况下，做出一些有失常理的事情，但是对于所做的事情，他们又觉得合情合理，毫不在乎后果。

面对患者这种情况，治疗师要提出警示，对他们与原来做人的基本原则背道而驰的想法进行针对性干扰。比如，患者有着非常强烈的自杀意念，而自己自杀后，也曾想到父母能不能承受住失去自己的打击，但是对于自己的行为却用一种极端的态度解释。治疗师的有效警示能调整患者的想法、干预患者的行为。

3. 自我指导训练（self-Instructional training）

自我指导训练也是一种针对控制行为的认知技术，主要用于控制暴发性情绪及冲动性行为。这种训练是自我指导性的训练，从认知的调整达到相应的情绪及行为的调整。通过心理学的各种研究发现，自我指导的能力以及自我控制的能力，都要从幼儿时期开始培养。在我们平时的生活中，自我指导存在有时成功、有时失败的情况，其功效是有落差和波动性的。一般情况下，面对压力，人们才会有冲动的行为发生，也会意识到过激的行为，会主动用自我指导的能力进行调节自己的情绪及行为。但是，处在病理心理状态之下的患者，其心理障碍的不断加重会导致自我指导能力的降低。所以，治疗师要激发和提升患者的自我指导能力，使患者能清楚地意识到自己本身的能力还不足，需要加强，自己的行为和情绪都需要控制，特别是针对过激和冲动行为。治疗师通过强化训练的方式，促进患者进行反复的操练，这个操练是认知层面上的，要求患者有意识地进行自我指导，在冲动性行为出现前能够清楚地知道，懂得自己冲动的行为导致的后果，应该及时控制情绪，要抑制冲动性的行为，阻断行为的启动以及暴发。

4. 激励自我动机（self-motivation）

当患者出现心理困扰，但又必须面对现实时，最大的负担往往是缺乏自我动机。由于没有动机，恐惧的患者会在面对恐惧的对象时产生行为退缩，焦虑的患者会用愤怒和怨恨来间接表达，抑郁的患者会在原本就缺乏内动力的情况下更加无望。所以，如何激励患者的动机是治疗师必备的认知干预技术。

首先，治疗师需要使患者能够锁定有指向性的行为结果，看到这些行为结果的有效价值，从而积极地把实现这些价值作为行动的目标。其次，治疗师应帮助患者对那些似是而非的目标进行梳理，整理出最主要的目标，并且拟定达到目标的具体计划。再次，治疗师需要帮助患者排除影响行为动机的干扰因素，鼓励患者进行适度的尝试，逐步提升实施努力的信心。

第二节 行为干预技术

行为干预技术在认知治疗中具有十分重要的价值。它能直观地转变患者的行为，以调整患者适应不良的行为模式。同时，在实施对患者行为的改变过程中同步促进他们的认知调整。因此，作为治疗师，必须熟练地掌握行为干预的技术。

行为干预技术在认知治疗过程中的应用取决于治疗总体目标的设定。患者的心理障碍反应在认知、行为、情绪等诸多方面，所以行为干预不仅是直接针对有问题的行为进行的干预，还是对认知、情绪进行调整的干预手段。对于在行为方面表现突出的心理障碍患者使用行为干预技术进行治疗，这在行为治疗中已经十分普遍。在认知治疗中所采用的行为干预技术与行为治疗中的某些技术有吻合之处。但需要指出的是，在认知治疗中，行为干预技术已经成为整个治疗干预技术中的组成部分，其目标已经超越单纯的行为改变手段，成为心理障碍患者认知行为的全面调整的重要干预技术。

一、主要用于行为改变的技术

（一）*活动日程安排*（activity scheduling）

有时患者会出现情绪低落的情况，感觉无事可做，在生活上没有一个明确的目标。他们感觉度日如年，对生活提不起任何兴趣，每天都是糊里糊涂的。在治疗这样的患者的过程中，治疗师可以和患者一起讨论，指导患者合理地安排每天的活动内容。在与患者讨论活动内容和时间安排方面，通常采用开放式的谈话形式，引导患者构想能够接受的、有积极意义的、能够操作的内容，填写到《活动日程安排记录表》中，作为一种指向性的约定，以布置家庭作业的形式由患者自行操作完成。

活动日程安排的行为干预初看似比较简单，但在治疗的实际操作中对患者的依从性要求很高。患者能否有效地完成计划安排的活动，与医患关系的紧密程度以及活动安排的合理性有着较大的关系。因此，治疗师在操作活动日程安排上需要十分用心，尽心操作。

（二）社交技能训练（social skills training）

在社会功能方面，患者诉说自身存在缺陷时，治疗师先要考虑的是在社会交往方面的能力和技巧，患者自身会不会存在着至关重要的问题，而不是把精力放在外界的这些客观因素上面。对于这两方面的不足，治疗师就要尽自己所能去帮助患者，让患者在这两方面得到改善。很多患者低下的社交能力，往往在幼儿时期已经形成，一直伴随到成年，甚至更久。关于社交技能方面的一些基本知识，治疗师要先传授给患者怎样做个很好的听众，穿衣打扮怎么才算得体，面对沉默的情境怎么把话题抛出去等。针对不同患者，要强化社会技巧这方面的训练，同时使其牢牢地记住并熟练地掌握。治疗师在和患者沟通时，可以借助一些录像或录音设备记录下来，及时提供有针对性的意见，使患者意识到自己的不足。提高社交技能的方法有很多，如和患者一起进行角色的扮演。在某个时刻，患者可能会突然醒悟，察觉到一直以来，自己在社交方面的不足之处，这使患者对这方面的信心以及需求极大地得到提高。对于一些具有共同特点的社交困难的患者，治疗师可以安排他们聚在一起参加小组训练，有时这种小组训练方式的效果能够胜过面对面单独治疗的方式。

（三）行为排演（behavior rehearsal）

行为排演技术通常用于帮助来访者进一步掌握和提高各种社交技巧及能力。在治疗谈话中通常可以针对一些有具体内容的互动行为进行情境操练，如如何与同事商讨某一个疑难问题，如何恰当地惩罚孩子，如何拒绝一位朋友的无理要求，等等。在行为排演中，治疗师需要根据患者排演的临场发挥给予评估及反馈，指导患者改进不恰当的反应方式，达到有效沟通的目的，同时提升患者的实际应对能力和对社交的自信心。这种技术有助于重塑新的社交沟通模式，并在实践中得到强化和巩固。在个别治疗中往往是通过治疗师和患者的角色扮演来实施行为排演。患者和治疗师都担任情景中的某个角色，根据患者所描绘的行为模式和背景内容进行情境再现式的彩排。在行为排演中，对不同角色的双方无论是在表演还是排演效果方面的评估会存在一定的难度，这需要治疗师进行周密的安排。在具有同类社交问题的患者较多的情况下，也可以考虑采用小组的形式治疗。患者之间通过不同角色扮演和排演互动，使大家产生真切的感受，能够获得一种特殊的治疗效果。患者在为实际的社交困难而感到焦

二、主要用于改变心境或情绪的行为技术

（一）放松训练（relaxation training）

放松训练是一种通过调节患者自主神经兴奋状态从而达到减轻焦虑和恐惧的行为干预技术。自主神经兴奋状态下最典型的症状就是四肢发冷、心悸、脸色苍白、全身肌肉紧张、呼吸急促等。而自主神经的兴奋性通过适当的放松训练能够得到改善，使机体达到一种松弛、舒适的状态，同时使患者的恐惧情绪以及焦虑感得到缓解，甚至彻底消除。经常使用的放松训练的方法有渐进性肌肉松弛法、腹式呼吸法和注意集中训练法等。

（1）渐进性肌肉松弛法。当人体的局部肌群人为地进行收缩紧张，随后立即放松时，肌肉将出现比原先更加松弛的状态。这就是肌肉松弛法的基本原理。治疗师在指导患者进行渐进性肌肉松弛法训练时可以分为以下三个步骤操作。

第一步，放松练习需安排在一个宁静的无干扰的室内进行。让患者坐在一张舒适的靠椅上，轻轻闭上双眼。

第二步，先进行选择优势侧的手及手臂，使肌肉紧张5秒钟，然后突然放松，让患者体会到紧张与放松状态之间的区别。集中关注和仔细体验此时的松弛状态5~10秒钟，患者可以清晰地感受到放松后的局部肌肉的舒适和轻松。然后，根据表8-2的顺序，依次对全身的每组肌群进行紧张和放松练习。

表8-2 全身不同部位肌群及紧张方法

肌　　群	紧张的方法
1. 优势侧的手和手臂	先用力，向肩部屈肘
2. 非优势侧的手和手臂	同优势侧
3. 前额及双眼	睁开双眼并提眉，尽可能使前额有很多抬头纹
4. 上颊及鼻子	皱眉，斜眼，皱鼻子
5. 颚部，下颊，颈部	咬牙，翘起下巴，嘴角降低
6. 肩部，背部，胸部	耸肩，尽可能地往后拉肩峰，好像要触到另一侧

续 表

肌 群	紧张的方法
7. 腹部	轻轻向腰部弯曲，上腹部挺起，尽可能地紧张肌肉，使腹肌坚硬
8. 臀部	收紧臀部，同时向下推压椅子
9. 优势侧大腿	推挤肌肉，使之紧张变硬
10. 优势侧小腿	脚趾向上翘，伸展并紧张腓肠肌
11. 优势侧脚	脚趾向外，向下分开，伸足
12. 非优势侧大腿	同优势侧
13. 非优势侧小腿	同优势侧
14. 非优势侧脚	同优势侧

第三步，当患者在不依靠提示音或者文字提示的情况下能够熟练掌握，整个肌群放松的过程时，也可以不按正常的顺序去训练。在训练的整个过程中，可以适时地播放一些提示的语音，如"我要全身放松"。在提示音的提示下，患者进行自我暗示，迅速地进入全身放松的阶段。训练的最终目的就是形成自我的一种条件反射。在进行自我提示后，身体接收到指令，患者可以在第一时间进入全身放松的状态。

（2）腹式呼吸法。处在一种焦虑状态下的患者，通常自身都会神经很亢奋，而呼吸也会由开始舒缓到急促紧张的状态。面对患者紧张的状态，这个时候可以调整呼吸，用一种非常缓慢的呼吸，以此逐渐地调整患者的焦虑感。这种呼吸的方式就是腹部呼吸中的一种，这种深呼吸是通过膈肌的上下运动达到的。接下来，介绍腹式呼吸训练的步骤。

首先，患者选择一个舒服的状态保持静坐姿势，然后用一只手轻放在腹部，以检查腹部运动的状态，再把另一只手放在胸部，检查胸部的运动状态。如果患者是使用膈肌深呼吸，那么可以通过优势侧手感受到腹部向外慢慢地放松鼓起。这个时候放在胸部的手也会有感觉，会感觉到胸廓略微有平稳的运动。此时的腹式呼吸才达到了膈肌深呼吸的要求。

其次，我们可以选择坐姿、站姿或躺着的姿势来练习腹式呼吸。先将双眼和嘴巴慢慢闭上，用鼻子缓缓地吸气3～5秒之后，就会感觉到腹部有向外鼓出的感觉。然后，用鼻子缓缓地呼气3～5秒，顺着膈肌把肺部的空气向上运动，再将空气自然地向体外排出。通过这样不断地练习，可以降低患者的焦虑。如果患者正在进行腹式呼吸练习，其要把注意力都用来感受呼吸，感到腹部的运动是内外的，同时胸部保持平稳。患者通过腹式呼吸，可以降低焦虑的程度。

腹式呼吸练习在众多的放松训练中，是经常使用到的，同时是可以和其他放松练习相互配合使用的。

（3）注意集中训练法。注意集中训练法的基本原理是通过练习使患者的注意指向一个中性的或愉快的刺激，然后转移产生焦虑的注意刺激。我们通常使用的注意集中训练法有两个，即默想法和指导意象法。

默想法是通过练习把注意力集中到某个视觉刺激、听觉刺激或运动知觉刺激上，其目的是使患者从产生焦虑反应的刺激中移开，从而达到机体和情绪放松的效果。

指导意象法是患者在通过想象练习以后，可以形成轻松愉快的情景或影像。患者可以在练习的时候选择舒适的坐位或半卧位姿势，然后在治疗师的指导下将眼睛缓缓闭上。这个时候治疗师可以播放提前录制好的内容，对患者进行引导，让患者根据播放的录音进行想象，达到心旷神怡的状态。治疗师选择的录音可以是海边、丛林、田野、村落、深山等自然的声音，这样既有大自然的声音气息效果，又伴有优美的音乐。治疗师可以根据患者的性别、年龄、经历、喜好的不同，选择不同的伴音素材。指导意象法练习的目的同样是转移患者焦虑反应的刺激源。

（二）快速暴露法（exposure）

快速暴露法也可以称之为满灌法，是让患者快速暴露在刺激性的环境或事物中，使之承受并适应这种刺激环境或事物。快速暴露法主要适用于恐惧障碍以及某些强迫行为（强迫仪式动作）。对于场景恐惧及某些特殊恐惧也适合使用此方法。

快速暴露法的具体操作需要注意以下几点。

（1）对于需要暴露的对象，包括恐惧的场景、特殊的事物、有些带有强制性的行为动作等，必须十分具体，不能似是而非，模棱两可，要具有十分清晰的针对性。

（2）患者需要有一定的文化程度，有强烈求治要求和良好的合作态度。如果患者有人格障碍，恐惧无特定对象，强迫症状十分多样或缺乏信任和合作，他们都不适宜列为暴露干预的对象。

（3）患者的求治动机、治疗场所的安排（医院、家中或者规定的情境）以及家庭成员参与治疗过程等对快速暴露的疗效有着很大的影响。在治疗前需要让患者充分地了解暴露疗法的原理和方法，并与患者一同制订治疗详细的计划，在患者对这些计划没有抵触情绪且同意后实行，把患者的主观能动性成功地调动起来，积极参与治疗。如果能有某些家庭成员参与督促及指导患者的暴露，则有利于暴露疗法的顺利进行。

（4）应用快速暴露法治疗需要根据不同的问题制订相应的暴露治疗计划。在快速暴露的过程中会出现意外或并发症，如对血液和外伤恐惧的患者进行暴露治疗时，他们可能出现晕厥、心动过速或心动过缓，因此需要在治疗过程中特别加以重视。对于有严重心肺疾病的患者，不适宜采用快速暴露治疗。由于快速暴露也可能引起心理、生理的剧烈反应，可能加剧恐惧，导致逃避，甚至引起呼吸循环意外等，所以对于接受快速暴露的患者需要经过严格的筛选。

（5）快速暴露在实施之前，有的患者对社交活动感到恐惧和抗拒。所以，对患者的人际关系就需要进行特别的处理和准备。对社交技巧有所欠缺的患者，要先对患者进行一定的训练，防止其产生恐慌和抵触的情绪，导致行为干预的措施无法完成。

（6）不能忽视医患的良好关系。患者和治疗师之间相处氛围很轻松，关系很和谐，这对患者戒掉不好的习惯和行为是有极大的帮助的。通常情况下，相处关系模式需要治疗师和患者一起参与。在快速暴露实施的期间，作为患者的家庭成员或者是治疗师，为了使患者治疗计划能够顺利完成，禁止使用体罚或者强制性的行为。

（三）系统脱敏（systematic desensitization）

统脱敏又称为交互抑制法，是一种缓慢的、逐步暴露的行为干预技术。这种方法主要是通过指导使患者逐步分级地暴露于伴有焦虑情绪的恐惧情境中，并通过放松训练,以放松的状态来对抗这种焦虑情绪,从而达到降低焦虑而克服恐惧的目的。

系统脱敏疗法是由南非的精神科医生约瑟夫·沃尔普(Joseph Wolpe)根据巴甫洛夫经典条件反射理论及斯金纳的操作性条件反射理论创立并发展的一种行为治疗方法。沃尔普根据对猫的恐惧实验结果,提出了交互抑制理论,认为机体在放松的情况下能对焦虑状态所伴有的生理指标产生抑制作用,因此当机体处在放松的情况下能产生抗焦虑的效应。他认为,运用反应竞争方法可以治疗人们的恐惧症,即当人处在与恐惧相矛盾的情绪反应时(如放松、人静),通过逐步递增引起恐惧的情境,逐步增加人的耐受性,从而能够逐渐消除恐惧反应。

在系统脱敏治疗这个过程进行中,起到直接强化作用的就是在患者进行操作训练时,治疗师给予患者的鼓励和赞许,这使患者在恐惧情境下仍保持放松,不再引起焦虑,从而使恐惧行为自然消退。换句话来讲,治疗师有步骤地让患者在放松状态下想象并逐步接触以前曾引起他恐惧和回避的情境,逐步增加其耐受程度,由于处于放松状态,患者一般不会出现回避行为,并且能直接体验到平静和放松的情绪,因而原先产生恐惧反应的强化因素被消除,这样经过反复多次操练以后,患者的恐惧和回避行为就会逐步减退和削弱。

系统脱敏疗法的实施包括四个步骤。

(1)确定明确的目标。这一步是由患者和治疗师双方一起把进行脱敏治疗的练习目标确定下来。这样的做法,优势在于其制定的目标更加具体明确,更容易操作。例如,对于恐惧的系统脱敏,不管是对待特殊事物的恐惧感还是面对社交恐惧,都必须有个具体和清晰的目标。

(2)设定恐惧的程度等级。在治疗师的指导下,根据患者主观度量尺度,以极度恐惧为100单位,心情平静为0单位,分别划分出中间状态,如轻度恐惧为25单位,中度恐惧为50单位,高度恐惧为75单位等。然后,以主观度量尺度从轻到重设定不同等级单位的对恐惧事物的不同恐惧程度的情境。

患者处在不同程度恐惧情境而不可回避时,可能伴有的焦虑情绪同样可以根据主观度量尺度,以极度焦虑为100单位,以轻松自如为0单位,进行不同等级的评估和单位估量。

(3)相对放松式的训练。放松训练的形式可以是多种多样的,如婴儿似的腹部呼吸的方法，放空等，都可以使我们全身上下的肌肉不再紧绷，从而进入松弛的状态，使我们身体的各项生理指标，如心率、肌电、呼吸、血压等都可以达到放松状态的反应指标。这样的放松训练，每天进行一到两次，每次的锻炼时间为30分钟，以全身快速地进入放松状态为合格标准进行六次以上、十次以下的训练。

（4）进行分级脱敏训练。患者所处的状态必须是全身放松的情况下，在恐惧情境中，选择一个级别，然后进行脱敏训练。在进行这项训练的过程中，治疗师需保持高度的专注，和患者保持一个良好的关系，在条件允许的前提下，治疗师能够陪同；假如条件不允许，也得有个患者比较信任的助手在一旁协助。需患者同意之后才可进行不同恐惧情境等级的脱敏练习。在选择的恐惧情境等级当中，只有患者能够彻底放松身心，自身的恐惧感消失，而且得到充分巩固后，才能在患者认同下进入后一级恐惧程度的情境进行深一步脱敏训练。

针对患者对恐惧事物的不同类型，系统脱敏的方法也有一些相应的变化。最常用的有以下四种方法。

（1）真实生活脱敏法。采用引起恐惧反应的实际刺激物代替想象，这是此种方法的最重要的特征。患者在治疗师的陪伴下，从而进入各种不同等级的恐惧情境当中。这种方法的最终目的，就是让患者直接面对最开始的恐惧情景，使恐惧感彻底消失。场所恐惧障碍和社交恐惧障碍的患者比较适合这种方法。

（2）接触式脱敏法。此种方法尤其适用于对特殊物体的恐惧症，如对蛇类或蜘蛛等的恐惧。接触式脱敏法主要采取不同恐惧层次进行的真实生活暴露方法，同时引用了示范和接触技术。先让患者观看他人示范处理引起患者恐惧的特殊事物，之后引导病人跟随模仿，最终使患者可以直接面对。

（3）声像脱敏法。治疗师制作逼真录音、录像或多媒体素材来进行脱敏治疗。它的优点在于患者可以在任何他想要的地方进行训练，同时自行决定进度和强度。治疗师在录音和录像中加入指导或范例，可以对患者有示范作用。此方法可以作为患者即将接受接触脱敏、快速脱敏和快速暴露的治疗前的准备，也可以作为其他脱敏方法的一个补充。

（4）情绪性意象法。治疗师通过形象化的描述，诱导患者表现出积极的情绪，这是此方法最主要的特点。积极的情绪会对抗恐惧，使焦虑感降低，所以恐惧的心理就会慢慢消除。这种方法对儿童患者最为适用。

三、主要用于改变认知的行为技术

(一) *行为实验* (behavioral experiments)

患者的本身想法是假设性的还是自动的,用行为实验技术就可以直接对真假进行求证,然后在调节患者在功能失调方面的认知,如此我们能够得到比较理想的结果。在进行操作行为实验技术中,可以分为以下几个步骤。

(1) 在患者接受治疗的时候,治疗师要与患者反复沟通,通过对话挑选出患者典型而关键性的假设或者自动想法,正是这些假设和自动想法严重地影响了患者的某些功能失调的行为方式。

(2) 治疗师通过与患者的交谈,向患者解释清楚实验的主要目的、内容、过程,并且得到患者的认可,确认患者最初的想法在经过了试验之后能够得到改变。

(3) 在满足了以上的要求之后,我们就可以进行实证性试验了,其目标就是最大限度上满足患者的主观愿望以及患者的全部诉求。

(4) 试验结束之后,治疗师进一步对其结果进行严格的评估,验证患者的想法和结果吻合程度如何。

(5) 小结实验,分组讨论,患者认同试验结果的客观性,认识改变行为方式的必要性。

(二) *角色转换技术* (role reversal)

在治疗过程中,面对患者不能理解对他人做出的反应时,可以采用一种见效的技术,就是角色转换技术。实施角色转换技术从以下几个步骤着手。

第一步,一个相对典经的沟通场景是需要患者以及治疗师双方相互讨论出来的,并且这个场景是患者深受痛苦,在生活一直发生的。情景中的种种都要患者详细地描述出来,所以在表达的过程中,患者不仅需要表现出自己的表达方式,还需要描述出对方的内容以及反应方式,这样双方沟通的细节,治疗师和患者都可以牢牢地记住。

第二步,在患者进行沟通的过程当中,作为治疗师要找到患者最自然的方式。面对患者的提问,治疗师要回答,并在这个过程中发现患者的问题。这个操作进行起来困难程度很大,但是防止有些问题的遗漏,可以借助录像机记录整个过程。

第三步,当进行角色转换时,由治疗师扮演患者原来的角色,而让患者承担治疗师原先的角色，以同样的情景进行再一次沟通。治疗师需要在沟通中突出表现患者存在的重点问题，让患者体会到难处及尴尬。

第四步，如何沟通是需要治疗师和患者一起进行回忆的。适当把之前的录像片段播放给患者看，也可以播放录音或录像的关键片段，在沟通上进行角色转换，尽可能达到良好有效的沟通要求。

第五步，治疗师通过和患者进行沟通，引导患者亲身体验对方的感受和做出的反应。而患者怎么站在对方的立场，做出反应和思考，这是需要患者练习的部分。面对对方所提出的问题和反应，患者要根据和谐的原则做出回应是需要一个缓冲的过程的，并让其在这个过程中所有的思考以及给出的反应都往合理化的方向发展。

角色转换技术可以使用在治疗当中，但这和扮演角色有很大的不同，需要慎重地进行操作。因为这项技术在应用操作时，要求治疗师要有很强的专业技能，并且对患者的了解也需要花费大量的时间和精力。换位思考是经常被我们所提到的，其指的就是要充分理解对方，而角色转换技术需要达到通过行为操练较大幅度地改变患者的曲解认知和不良的行为模式。

（三）**读书疗法**（bibliotherapy）

还有一种有效的行为干预方法，就是列出一些认知治疗和心理健康方面的科普性书籍。患者通过阅读这些书籍，了解心理健康方面的基础知识，这样有助于纠正患者对这方面所产生的种种误区。患者可以反复地温习有关知识，有助于理解治疗师的治疗结构和过程，尤其是在某一环节的操作中，科普书籍的描述一般都通俗易懂，有些科普读物是一本操作手册，既有阐述部分，又有练习部分，把知识介绍和操作练习结合在一起，能更好地起到阅读和理解的效果。

最近几年，我们国家针对心理健康方面出版了很多自助性的科普读物，而这些书籍中有一部分就是翻译国外的读本。在写作的风格以及语言的表达方面，我们国家的作者与国外的作者差异很明显。在阅读这种翻译过来的读本时，患者碰到不能理解的部分时，不能根据自己的想法去胡乱猜测。所以，面对此类书籍，最好就是与心理治疗师共同去读阅，这样科普读物的作用才能更好发挥出来。

第三节　认知行为干预技术在应用中的注意事项

认知、行为干预其实在世界范围内有许多不同的与之相关的技术，每年全世界著名的专家学者，针对干预技术的理论和操作都会出版一些著作。我国引进了很多这方面的书，同时进行了翻译，如《行为矫正——原理与方法》《认知治疗技术——从业者指南》等。我们想知道的都可以通过这些书找到答案。在临床实验中，把认知、行为的干预技术应用进来，需要有非常强的实践性，同时有高超的操作技能，但是这个过程是相当错综复杂的。因此，有一些关键性的点需要在这个过程中注意。

一、针对性

认知、行为干预技术在应用方面要针对性地进行。为何强调针对的重要性，这是因为干预技术最终达到的目的是由治疗的效果决定的。所以，在选择心理干预的技术时，要根据患者所患病的特征、患者在情绪方面的变化、个性类型、行为异常、治疗过程阶段的特点等。

二、匹配性

在认知治疗中，我们应该保证可以很好地匹配干预技术与思者的特点以及疾思的特点。使用相同的干预技术去治疗病情不同的患者的效果也大大的不同，最根本的问题就是干预技术和患者无法匹配成功。还有部分患者不善于用书面的形式表达，针对这种情况，可以用笔让患者把当时的感受写出来，然后再进行描述，不过这也加大了交流的难度，所以针对不同病患就要使用相对应的技术，同时注意干预技术与患者的实际情况存不存在冲突的问题。

三、实效性

我们知道的心理干预技术可以通过实效性去体现出来，这个特性是认知治疗中实际效果的重点。认知、行为干预技术在实施的过程中通常会出现的情况，就是治疗师的操作看似规范，可是实际上只是单纯地走走过场。比如，一个很简单的干预技术，只要治疗师有针对性地去操作，最后的治疗效果就是比较理想的。另外，治疗师使用的干预方法很复杂，需要大量的精力和时间投入进去，虽然过程无懈可击，但是效果反而没有达到预期。所以，在认知治疗的临床过程中，所患心理疾病的患者是否得到改善或者病情是否得到稳定，是鉴定治疗师专业功底是否标准的唯一方法。

四、熟练性

在台上的每分钟都需要在台下长时间的刻苦训练。怎样熟练又恰到好处，甚至进行有效的运用认知治疗的心理干预技术，这是一个需要长时间积累和实践的过程。所有的认知、行为干预技术应内化为治疗师本身所具有的内涵和功力，在治疗中融会贯通。要想把心理干预技术掌握得心应手，是没有捷径可走，只有通过自身的努力，脚踏实地地学习，进行实践操作，时时总结经验教训，对其结果反复斟酌。除此之外，经验丰富的治疗师应该多多指导尚且年轻的治疗师。

五、灵活性

在认知治疗中实施各个心理、行为干预的技术要灵活的使用。实施这种认知治疗，其过程是非常困难和复杂的。各种技术在使用时不能刻板、随意，更加不能盲目，要以标准化和规范化为根本。最初的认知治疗的获知，是借鉴于美国，同时把美国认知治疗的专家阿瑟·弗里曼教授，聘请到我国。在1991年的上海，一场有关学术性的报告为我们指明了方向，我们应以本国特殊的国情为基础，进行认知治疗。

第九章 老年认知功能障碍的健康管理

第一节 老年认知功能障碍健康管理的现状与问题

一、老年认知障碍健康管理的紧迫性

（一）老年认知障碍引发社会压力加大

老龄人口在世界上最多的国家是中国，同时其老龄化的发展速度是最快的国家之一。我国的老龄化呈现规模大、未富先老的特点。虽然中国的老龄化问题出现时间不长，但近几年却愈演愈烈，老龄化的速度还在不断加快。究其原因，一是中国人均寿命不断提高，使老年人数增多；二是中国实行长时间的计划生育政策，使青年人口的增长速度长期低于自然增长速度，老年人口比例日渐提高，进而导致中国的老龄化十分严峻。

老年认知障碍人群数量随着老龄化的发展出现跨越式增长，而认知障碍的医治增加了政府的财政支出及社会管理成本。认知障碍的发病年龄更有提前趋势，发生在退休年龄之前，这更造成劳动力的提前老化。发达国家对抗老年认知障碍具备一定的经济实力，具备解决老龄化带来的一系列社会问题的能力。而我国与发达国家经济差距很大，经济发展水平尚处于世界中下水平，难以支付老年认知障碍的医药、护理等费用。我国老年人口比重逐年上升，老年认知障碍群体占比加大，总抚养比也在不断攀升，认知障碍导致的社会养老问题十分严峻。

（二）老年认知障碍诱发家庭护理艰难

老年认知障碍患者的身体状况随着年龄的增长不断发生恶化，对医疗的需求越来越高，但其支付能力更加有限，对照护的需求更加依赖家庭。目前，中国大多数人都从事全职工作，加上原来独生子女政策导致的家庭结构较小，照护功能日益减弱，使认知障碍老年人的家庭的照护和赡养负担更加沉重。年轻人既要获取必要的经济生活来源外出工作，又要在家照护老年认知障碍患者，压力很大。由于老年认知障碍患者病情具有隐匿性和长久性，使一些家庭因病致贫，因病返贫，这种现状在我国西部贫困地区表现得尤为明显。巨大的经济负担加上照护者的身心疲惫，形成了家庭照护危机。这种负担不仅局限在经济上和精神上，还包括照护老人的时间支出。而过重的家庭负担致使一些人离职在家从事全职照护老人的任务，这直接导致劳动人口减少，既影响家庭的收入，又影响国家经济发展和劳动生产率的提高。国家和家庭的抚养负担也由此变得更加沉重。现在医保还没有对老年认知障碍人群实现全面覆盖，国家没有足够的资金应对老年认知障碍人群的医疗、照护等服务需求，社会服务水平低，导致家庭负担重，家庭的医疗成本、照护成本继续升级，生活质量继续下降。而且，现代生活节奏加快、职业竞争加剧、跨地域的人口流动频繁和产业结构的调整及变化，导致多数成年的独生子女个人的生存和职业发展受到冲击，使他们对家庭中的认知障碍老年患者的赡养和照护更加力不从心。

（三）老年认知障碍导致个人身心痛苦

城市老年家庭是空巢家庭的比例超过50%，近几年农村空巢老人人数也接近50%。传统的家庭养老模式已经被逐渐打破，但社会化的服务和帮助还没有及时落实到老年人的家庭中。对于老年认知障碍人群，中国养老事业发展的现状还不能实现供需并进，对失智及失能的高龄人的最基础的养老服务不断增长的需要还不能适应。尽管老年认知障碍人群脆弱、需要照顾，但多数老人还是因各种原因得不到照护，只能用自己微不足道的力量保证生活。

在我们国家，针对老年人的医疗和教育发展相对滞后，如泱泱大国，正规的老年认知障碍疾病医疗研究机构却在我国一所都没有，专业照护人员严重缺乏。全科和家庭医生急缺，康复医学发展缓慢，衰老机理研究的投入也不充分。老年认知障碍的干预筛查更没有系统的展开。大多数老人不愿意给子女增加负担，平时也没有预防的意识，生活简朴无规律，出现症状时也没有及时得到重视、干预、治疗，一旦被确认认知障碍患病，往往已经很严重，早已错过了干预与治疗的最佳时期，从此老年人便开始了另一番生活情景。

部分老年人的家属，对老年认知障碍疾病了解程度低，也不加以关注，缺乏防病意识，并不认为这是"病"，不需要医治，导致病情肆意发展，患者外出走失的事件频频发生，甚至有些老年人走失多年音信全无；有的认知障碍患者家属将老年患者封闭在家中，这种不当的方式阻断了他们与外界的接触，致使老年认知障碍患者更加孤独，易产生消极情绪，使其思维和语言能力逐渐退化，病情愈发严重。有些人认为，老年认知障碍是生命的自然规律，防与不防、治与不治结果一样，他们不认为提早预防、尽早治疗与晚治是截然不同的效果。因此，预防本可以最大限度地改善老年人的健康情况，延缓发病与生存时间，却因无预防意识被断送。

二、我国对老年认知障碍的健康管理现状

（一）老年认知障碍健康管理相关制度援助

我国城市社会医疗保险体系中涵盖的基本医疗保险和补充医疗保险中的商业医疗保险、大额医疗费用补助等都为城市居民减轻了医药经济费用。在农村健康保险制度中，多种形式的合作医疗制度、大病统筹医疗为农村居民提供了减轻医疗负担的途径。

近些年，我国医疗保险制度不断发展，使医保受益面更广，受益人群和保障水平不断提高。我国实施的基本药物制度，对基本药物的价格制定了优惠政策，保证基本药物价格在合理的范围内，减轻了患者一定的药物负担。但由于医疗保险制度分别由多个部门进行管理，导致多个部门在管理过程中出现的各种问题不易协调，出现不公平现象。医疗服务机构为了各自利益常常各自为政，而政府也缺乏对医疗服务机构的制约机制，致使医疗保险管理和服务的社会化水平较低。城镇贫困人口由于经济条件有限，使特殊疾病患者和大病患者依然感觉自付比例较大，还有一部分困难群体未参加医疗保险。

（二）老年认知障碍健康管理相关政策援助

国家卫生计生委与相关部门制定的《全民健康生活方式行动方案》提出，要为公民创造健康支持性环境，卫生计生部门要大力宣传健康生活方式，体育部门要健全体育设施，丰富健身活动，支持建立居民的健康自我管理组织，构

建政府指导的健康管理方式。

最近几年,国家推出一系列的政策,就是专门针对当前人口老龄化这一局面,虽然没有专门针对老年认知障碍的措施,但是很多政策都是针对养老问题的。为了能够健康地去发展养老服务业,各地政府也在努力创新养老机制,完善养老服务。《老年人权益保障法》经修改后明确规定了老年人接受的物质帮助,享受的社会优待和社会服务;确立了"居家为主、社区辅助、机构补充"的养老服务体系,同时要求各级政府逐步加大对养老服务的投入。

《财政部、民政部、全国老龄办关于建立健全经济困难的高龄、失能等老年人补贴制度的通知》提出,建立健全经济困难的失能等老年人补贴制度,缓解经济困难、失能等老年人的养老服务负担,并引导社会组织和家政、物业等企业联合,承办居家养老、社区日间照料、机构养老等服务,提供便利的居家社区养老及医疗、康复、护理等服务。

目前,各地已经普遍落实了80岁以上的高龄老人补贴,对老年人在交通、公共健身设施也广泛给予支持。部分社区根据老年人的具体状况分别开展各种服务,但仍存在一些问题。社会养老和社区服务功能较薄弱,社区管理与服务部门对开展社区养老助老服务还缺乏落实措施。民政部门办的养老院、敬老院等福利事业仅作为社会养老的很小部分,为了解决那些没有经济来源、无子女的孤寡老人的生存问题。因此,对老年人群尤其是老年认知障碍患者人群还没有切实展开的服务。认知障碍的专科医院还未建立,全科医生相当紧缺。各级的养老服务政策由于缺乏制度和机制的保障而难以真正落实到地方、基层。

关于养老服务人才培养,在《国务院关于加快发展养老服务业的若干意见》中提出,教育部等相关部门要支持高校增加养老服务相关专业并进行课程和技能的培训,培养老年医学、照护等方面的专业人才,出台优惠政策,大力鼓动对口专业毕业生从事养老护理工作。这有利于改善养老专业工作人员缺乏,养老服务对象覆盖面不足等问题。

(三)老年认知障碍患者的养老服务

1.老年认知障碍人群居家养老

因为经济问题和对养老机构缺乏信心,很多老年人排斥养老机构的养老形式,大部分认知障碍老年患者择家养老。老年认知障碍的家庭照顾者多为老人的配偶或晚辈、保姆。由于认知障碍老人照护需求的多样性,对照顾者护理能力要求较高，家庭照顾者很难达到护理的标准。照顾者也仅通过相关书籍或是互联网等渠道了解认知障碍症的护理、保健、康复知识，对疾病的理解较为片面，缺乏专业人士对护理的指导和针对病症的认知功能训练，家庭护理效果不显著。而老年人只能通过简单的家务劳动或健身活动恢复自理能力，延缓病情。居家护理有限地减轻了老年人家庭的经济负担，但照顾者由于长期的身心俱疲，生活品质也每况愈下。

2. 老年认知障碍人群社区养老服务

目前，社区依靠政府的政策支持并发挥本身的服务能力，为老年人提供了活动场所。体育健身设施，建立老年活动室，扩展了老年人的人际交往空间，一定程度上排解了老年人的孤独感，丰富了老年人的生活情趣。社区也为老年人佩戴了黄手带。个别典型社区开展服务项目较多，如生活辅助、老年食堂、生活电话服务等，但目前并不广泛。社区服务还比较薄弱，以社区为依托的养老服务还没有真正建立，照料服务和医疗保健服务功能并不完善和深入，急需的社区日间照料中心尚未开展，还不能为更多的家庭减轻对认知障碍患者老人的照护压力。尽管社区设立了卫生服务站，但社区卫生服务项目并不全面，服务人员的服务工作也缺乏主动和积极的热情，多数社区还没有用于老年认知障碍的基础服务设施。社区的养老服务社会效能还没有充分发挥出来，政府、社会、全民的服务体系并未形成。随着国家政策法规的逐步完善及落实，整合社区服务资源，强化社区医疗护理制度，增加社区基础服务设施投入，社区养老事业才能发展成为社会养老的主渠道。

3. 老年认知障碍人群机构养老服务

部分老年人的家属因各种原因，无法照护认知障碍老人，将其送往养老机构，委托养老机构进行照护。机构养老一般以照料老年人的日常生活为主，对老年认知障碍进行分级专业护理的机构十分罕见，很多养老机构都以高收入人士入住居多，甚至拒收认知障碍老人。老年人进住养老机构，需要一段适应时间，其个性上的差异也使老年患者难以融入机构生活氛围，甚至遭到歧视。养老机构的服务设施并不健全，对认知障碍老年人没有单独分隔的管理区域，缺少对老年认知障碍患者的人文关怀。

养老机构的护理服务通常满足基本生活层面的照护，用于认知障碍患者护理的软、硬件设施配备并不完善，普遍缺乏专业护理人员和专业医生，并且养老机构配备的保健医生或护士通常用于老年人的健康指导，对认知障碍患者却没有针对具体症状的认知功能训练，个性化服务少之又少。现阶段的基础养老机构还没有形成完整的服务体系和有效的监控机制，尽管有些养老机构增加了许多新的护理元素，但基于养老机构护理人员数量和水平的限制，对老年认知障碍症人群的服务尚缺乏有的放矢，并显现出对认知障碍老人的服务与养老目标格局的不匹配，同时养老服务机构数量和质量仍有待提升。

三、我国老年认知障碍健康管理上存在的问题

（一）认知障碍早期预防措施不足

1.我国尚无认知障碍专门管理机构

我国目前对认知障碍的健康管理普遍意识不足，缺乏对认知障碍的防控意识，没有政府的专门管理认知障碍的机构，没有医院的认知障碍专科门诊，也没有社区的专门认知障碍管理部门。总的来说，就是认知障碍公共卫生防御体系缺失。家庭仅仅是对老年人的照护，家属不了解认知障碍的病理知识，也不了解认知障碍的预防环节，甚至分不清正常老化与认知功能受损的早期症状的区别，整体对认知障碍的预防和管理出现盲区。老年认知障碍症人群占老年人口的基数比例逐渐增大，加之疾病的不可逆转的特殊性，所以老年认知障碍早期预防体系的缺失会引发严重的公共卫生问题。

2.老年人认知功能定期筛查和评估未纳入公共卫生项目

对于老年社会的匆匆到来，人们还未做好准备，甚至很少有人知道"认知筛查"这个概念，提及"认知功能受损"，大众更是茫然。老人出现的初期症状都被视为"老糊涂"。面对不断扩大的老年患者群体，已经不单纯是生物科学问题，涉及社会、经济、医疗、社会保障等领域。老年认知障碍起病较慢，如果早期安排筛查，会尽早发现异常，尽早评估，并及时进行干预，会有恢复正常功能的可能，或者会减慢病情发展。老年认知障碍的早期筛查对降低疾病负担有积极作用，是预防和延缓老年认知障碍发病的重要策略。试将定期筛查纳入公共卫生预防项目之中，对研究病因、提早监控必有较高价值。

（二）针对认知障碍疾病健康管理的政策缺失

1.老年认知障碍的预防医疗并未列入政府工作的重点

我国目前没有建立专门管理认知障碍的管理体系，对老年认知障碍的预防

医疗工作出现空白,应该说政府机构并没有将认知障碍的预防工作列为公共卫生的重点环节,导致大众通常对认知障碍表现出五低:知晓率低、预防率低、就诊率低、诊断率低、康复率低。缺乏各种群众性、专业性的健康宣传教育,很多人不知道预防胜于治疗。政府介入与统筹规划安排认知障碍疾病预防工作是当务之急。对老年认知障碍的预防工作涵盖领域非常广泛,除了生物学和医学,还涉及规划安排、医疗护理、社会保障等若干领域。

2. 老年认知障碍健康管理政策缺失

目前,国家缺乏针对老年认知障碍人群的法规和管理制度。部分老年人已经逐渐开始重视自己的身体健康,但对认知障碍的认识并没有提高,又由于对国家的医疗保障缺乏信心,担心自己的医保费用不足以支付自己治疗各类疾病的医疗费用。老年人怕得病而买各类保健品,但市场上各类虚假保健品泛滥,使老年人本不充足的退休金屡屡被骗。政府目前没有制定合理的政策,没有为大众或认知障碍群体提供有效的政策支持,对认知障碍患者和家庭的照护者也缺乏援助。老年人所需的精神慰藉、法律等服务更显欠缺。社区这个与大众生活密切相关的区域,其医疗制度并不完善,对认知障碍者的服务资源也相当有限,如果设想社区成为老年社会养老的主渠道,还为时尚早。

3. 疾病保险和护理保险项目缺失

合肥市于2016年新出台的文件规定,老年认知障碍参保人若入住医保定点医养结合型养老服务机构,评估达到需护理的程度,给予一定的医保报销额度优惠,参保老年人在定点机构发生的费用支出可以在医疗费里报销,是认知障碍老年人享受医疗保险优厚待遇的一项重要举措。但是,这种疾病保险目前仅是地区的政策,没有覆盖全国。我国针对认知障碍患病诊治的费用未纳入医保、特病的范畴。

症状较严重的老年人需要他人长期护理。为解决失能老人的照护问题,青岛市在2012年建立了城镇长期医疗护理保险制度,但对认知障碍老年人的针对性不足。国内针对认知障碍的老年护理商业保险种类也较为缺乏,目前有国泰康顺长期护理保险、商业重大疾病保险中的友邦全佑一生"七合一"等,在这些保险产品中,以中度及中度以上的认知障碍作为保障范围,但保险条款对老年认知障碍人群也有相关限制,价格昂贵,不是理想的保险产品。目前,我国护理保险市场不发达,适合老年认知障碍患者的护理保险还有待开发。

4.社会缺少针对认知障碍的服务机构

目前,我国的护理模式以单一的居家养老护理模式为主,针对认知障碍老年人开设的养老机构严重缺乏。虽然近年来社会为减轻老年社会产生的压力,建立了一些养老院、老年公寓、老年护理中心等养老机构,但这些养老机构都不愿意接收老年认知障碍患者。即使居住在养老机构的老年人也从未接受过机构进行的认知障碍症的诊断与细致、全面的测评。养老机构的护理人员极少具备对认知障碍患者专业的护理能力,使护理达不到实质性的效果,对老年认知障碍症的护理也未与健康老年人进行区分和分级护理。

健康服务被动的主要原因是缺乏服务意识,对认知障碍疾病的防控意识欠缺,政府各级主管部门不重视,没有意识到这种疾病给社会造成的沉重负担,缺乏有针对性的养老服务机构,多数养老机构还没有配置适用于认知障碍患者的硬件服务设施。养老机构的护理人员未经过系统的认知障碍知识培训,不能满足老年认知障碍人群之需,主要是由于政府对专业护理人员的培养数量不够,缺乏应对老年社会提前到来的前瞻意识。

(三)认知障碍健康管理的服务难以提供

1.社区的卫生中心整体呈现弱化态势

社区医疗卫生服务中心的工作人员一直处于等待老年病患者去卫生服务中心咨询服务的传统常规状态,在社区医疗服务工作中很少甚至根本没有主动服务的习惯。社区对老年人认知障碍的疾病服务意识淡薄,使社区内行动不便又患病的老年患者得不到及时医治。社区卫生服务中心虽为基础卫生医疗机构,但对老年人的疾病知识的宣传与普及工作仍处于未展开阶段,对老年群体的健康教育似有似无。虽然许多社区都相应设置了卫生服务中心,但是卫生服务中心的功能定位在针对社区内广大群体的较轻的基础病况医疗,用药也很简单。因此,稍微严重的疾病患者往往都去地方医院就诊。社区卫生中心医护人员的配备数量也不足,人才队伍建设比较落后,医护人员的医疗水平参差不齐,服务意识更显被动;医疗设备也非常有限,就连血常规、尿常规的化验检测都需要送去地方医院化验,而且节假日还不接受检验试样,其他的检测设备更是寥寥无几。社区的卫生中心功能整体呈现弱化态势。

2.老年人认知障碍健康意识淡漠

目前,老年人对认知障碍没有概念,不明白什么是认知障碍,即使知道

"老年痴呆"，也会嗤之以鼻，感觉离自己甚远，缺乏参与预防的积极性。另外，老年人大多生活在经济不富足时期，勤俭成习惯，虽然已经有退休金，但舍不得为预防疾病买单，饮食随意，不良习惯比比皆是。虽然现在经济条件有所改善，但大多数老年人不愿意花费百十元检查身体，只等疾病来袭时不得不花费巨资寻求医疗，将治疗和康复的希望都寄托在医生和药物上。这主要是因为老年群体对认知障碍症这种疾病健康管理观念的缺失，对认知障碍缺乏基本的了解。即使身体出现认知障碍早期患病症状，老年人也不重视，对认知障碍进行系统的预防更为陌生，仅有小部分老年人具备健康管理的意识，这部分人也局限在具有高端消费能力的人士中，大众对认知障碍健康管理的认知度并不高，因此提高老年人对健康管理的认知度迫在眉睫。

四、老年认知障碍存在问题的原因

（一）老年认知障碍群体未纳入健康保障体系

1. 认知障碍管理制度的排斥性

老年认知障碍的管理制度缺失在很大程度上源于管理基础薄弱，部门划分与职能边界不清晰，基本的规范制度不健全，特别是政府的各级卫生管理部门，由于制度意识不太明确，没有引起足够的重视。目前，针对老年认知障碍的管理缺乏管理体系，实际是健康管理制度的缺失，这主要由于建立管理制度的排斥性，所以成立老年人健康管理组织机构，设立专科门诊和社区老年认知障碍服务机构及社区居家养老形式的需求都是老年认知障碍群体的服务需求。

2. 保险制度落后

由于认知障碍是持续性的，而且根治的可能性微乎其微，年龄稍长者一旦患有认知障碍，需要花费巨额的医药费用，导致患病老人不仅个人痛苦，家中护理者也受累。为解决认知障碍患者的长期医疗费用问题，需要将认知障碍群体纳入重大特大疾病保险的范围，降低他们的医药费用，让认知障碍患者和他们的家庭尽快摆脱困境。

3. 监护人制度陈旧

我国现有的成年监护制度过于陈旧，已无法应对老龄化的需求。若有相应的监护人制度，就可以解决老年认知障碍群体的后顾之忧。目前，20世纪五六十年代高峰期出生的人口已步入老龄的阶段。而他们的子女大多数是独生子女，面对迈进老龄社会的父辈，青年家庭结构缩小，老年问题就会更大，加之目前青年的流动性发展，老年认知障碍群体的养老问题就会越来越突出。政府在这方面的制度没有保障，社会问题将会愈演愈烈，制度需要完善。

（二）老年群体的服务政策措施较为单一

1.缺乏对认知障碍群体的政策支持

国家目前对贫困地区的脱贫政策给予了极大的倾斜和关注。贫困人口是社会的弱势群体，三无老人更是值得同情和关顾，因此增加对贫困地区的资金投入和项目支持，实施精准扶贫与脱贫，是国家的政策导向。然而，目前的老龄化问题已经到了不得不引以为重的议事日程，认知障碍症老年人这一特殊群体没有获得保障的政策，是严重的社会问题。我国养老产业滞后，养老服务能力不足，养老服务供给与需求失衡，供给结构不合理，有能力且愿意接收失能、失智老年人的养老机构非常有限。这就需要政府增加资金投入与政策支持，建立老年认知障碍的专业养老机构、认知障碍专业科室。

2.老年认知障碍的健康管理缺乏指导

《老年人健康管理技术规范》是国家卫生和计划生育委员会于2016年出台的指导规范，该规范中详细提出65周岁及以上老年人具体健康管理的过程和技能标准要求，这使基层社区卫生服务中心进行老年人的健康管理有了确定的依据和参照标准。

政府的多项政策支持无疑为认知障碍健康管理带来了诸多益处，但没有专门针对老年认知障碍健康管理的规范，养老机构几乎不设置老年认知障碍症的健康管理，而且部分养老机构条件简陋、功能不全，专业化人才严重短缺，服务质量不高。认知障碍症的健康管理体系刚刚起步，一切都处于摸索中，其在很多方面都希望政府能给予更多的支持和监管。

3.老年认知障碍的照护模式单一

老年认知障碍的照护模式过于单一，仅依靠家庭的照护解决不了实质问题。老年认知障碍患者主要进行家庭照护的原因是政府对老年认知障碍的照护模式的构建缺乏财力支持，对养老照护服务的投入不足，对养老照护产业市场缺乏支持力度，措施不明晰，缺少落实机制。政府对老年认知障碍患者应实行多元化的照护模式，将家庭照护者的负担进行分解，一部分交给专业认知障碍养老机构承担，另一部分交给社区的老年认知障碍服务中心承担，提供比家庭更好的养老服务。关注认知障碍老年人健康的同时，更不能忽视身边看护的照护者，他们的处境着实令人同情，需要给予情绪疏导，采取必要的措施对照护者的精神情绪进行大幅度的减压。

（三）基层卫生服务认知障碍健康管理职能缺失

1. 社区缺乏为认知障碍症服务的全科医生

我国基层社区普遍设立了卫生服务中心，但卫生服务中心以基础疾病的治疗为重点，没有针对认知障碍的专门管理，更没有配备全科医生，根本原因在于全科医生在大型医院本就缺乏，社区更是望尘莫及。这是由于我国对老年社会的预见性不足，没有提前培养足够的全科医生和专业护理师的计划，也没有对大学毕业生的就业进行正确的引导，导致医科大学毕业生的就业观念还没有真正转变。社区的医务人员缺乏培训，素质不高，不具备诊断认知障碍疾病的能力，难以为认知障碍老年人提供上门服务、个性化的指导及持续性的服务，也无法形成以预防为导向的健康管理。这就需要政府培养认知障碍专业护理师和全科医生。

2. 老年认知障碍的社区筛查工作空缺

老年认知障碍患者的筛查能够及时发现隐藏在社区老年人群中的危险因素，控制认知障碍疾病的高危因素，实现对老年认知功能障碍的一级预防，以加强老年认知功能障碍的早期诊断标准的研究，达到早发现、早干预的目标，对老年人进行认知功能筛查，就是对认知障碍的隐患进行抑制。然而，社区对认知障碍的筛查工作目前还没有落到实处，政府组织筛查的时间和投入筛查的费用也主要在健康管理过程中规范认知功能障碍的防治措施。认知障碍患者的生活和生命质量要得到广泛的关注，对筛查出有认知障碍的老年人，最先要做的就是控制住疾病的进一步发展，同时进行个性化的辅助指导，这些都对认知障碍的健康管理有非常重要的意义。

3. 社区卫生服务健康管理服务的职能缺失

社区卫生中心缺乏人力物力等方面的资源，导致社区卫生服务中心的服务职能处于缺失状态，未曾对认知障碍患者实现规范的管理，没有建立健康档案，也没有健康档案管理的相关责任人和相关数据资料的汇总、整理、分析等信息统计工作的开展，更不了解和掌握辖区内老年人群的健康动态，甚至社区患有认知障碍的老人数量也不尽祥知，更别说有针对性地开展认知障碍健康教育、保健、医疗和认知障碍人群的康复等服务。究其原因是社区没有受到各级政府和卫生行政管理部门的重视，其没有对社区的卫生服务机构实现系统的管理，使社区卫生中心没有主动服务的意识。

第二节　国外老年认知功能障碍健康管理对我国的影响

一、国外老年认知障碍预防管理体系

（一）预防管理模式

1.法国认知障碍症的计划

法国制定了一项认知障碍症计划，强调采取多学科的预防战略预防认知障碍症。首先，控制认知障碍症的相关疾病，如血管因素，包括高血压、糖尿病、高胆固醇血症、肥胖、烟草消费等；其次，开展各项体育活动和改善、刺激老年人认知的活动，增加老年人社会交往；再次，进行老年人饮食管理，改善营养状况，防治生活习惯病；最后，对抑郁障碍进行干预，消除老年人的孤独感。

2.芬兰认知障碍的预防管理方式

芬兰的老年干预研究以预防认知障碍为目的，提高认知障碍诊断率，并评估认知障碍患病程度。在预防的策略中，包含了以下内容：在社区采取措施，开展预防项目，改善能得以改变的患病风险因素和生活方式，预防认知障碍症。在试验中已证实一级预防较为有效。在三级预防中，临床前的一级和二级预防是预防认知障碍症的最有效方法。

（二）保障配套的制度

1.日本"认知症国家战略"规划与成年监护制度

对于预防认知障碍症，日本的认知症国家战略针对高龄者的对策：普及认知障碍病理知识，对不健康的生活习惯病进行预防，建立各种预防教室，开展各种防止大脑老化的健脑活动，积极开展各项健身活动和各类适合老年人的运动，重点强调保护牙齿健康，防止营养不良，多食用不饱和脂肪酸食物。认知

障碍国家战略的制定目标：消除社会歧视，降低老年认知障碍患病率，使认知障碍老年人获得社会尊重。

老年人因为患病失去自理能力，无法行使自己的权益，所以应被列入监护对象。日本成年监护制度经过改革之后，扩大了监护对象的范围，将患有认知障碍症、智力障碍、精神障碍的成年人都列入其中，并且签订监护合同的行为人必须有判断自己行为后果的能力。日本的成年监护制度包含两个内容，即法定监护制度和任意监护制度。日本的成年监护根据本人的精神智力状况分为不同的监护方式，极具个性化，体现了"尊重本人自我决定权"的理念。一是在成年人陷入自主判断能力低下阶段时，可依据成年人尚存的能力，对其所做的决定给予尊重；二是在自主判断能力低下阶段，还对成年人在意识清晰时所做的决定与安排给予足够的尊重。在财产管理方面要尊重成年人本人的意见。监护人可由老年人意识清醒时自行选择。成年监护制度能保证认知障碍老年人的财产等各项利益。

2. 德国长期照顾服务

安联集团《人口结构报告》的痴呆专题显示，发达国家的认知障碍老年人每年需要支出的护理费多于其年收入。据统计，70%以上的老年患者接受家庭护理，但家庭成员无法满足老年患者的各种需求。针对认知障碍老年人照护的特殊性，德国安联集团尝试推出一种保险产品，即便在认知障碍老年人未确定具体所需的护理服务内容时，也可以为其支付每日津贴。若被保险人需要依赖他人照护，可以为其提供一项长期护理年金的产品。

二、国外老年认知障碍健康管理的社会支持体系

（一）专业化服务

1. 日本的专业护理与资金资助多元化

20世纪70年代，日本建立了专门为认知障碍老年人所设的医务看护中心，为老年认知障碍患者提供专门的护理。这种专业性的看护能根据病情的轻重对认知障碍老年人进行分级护理，根据老年人的个人需求和症状确定不同老年人的康复训练项目、照顾层次和照顾方案，并进行阶段性评估和调整，改善老年人的认知功能。看护中心定期组织益于老年患者身心的各项活动，满足老年人的社会需要，防止老年人语言和记忆能力减退，并极力为老年人打造温馨、舒

适的环境，使老年人在短时间内就能适应看护中心的生活，这种护理方式对老年认知障碍患者的照护效果显著。

日本九州市在建设老年人的福利设施时财政经费不足，所以将老年福利设施分给几个私营部门建设。这种民间资本资助的方式既分担了政府的经济压力，补充了政府的财政不足，又体现了社会组织勇于承担社会责任，分担老龄化社会的养老压力，有助于社会公共卫生公益事业的建设，同时提高了社会组织与外界交流的和谐度。最终，老年福利机构的硬件设施得以建立，并得到了改善，服务了老年群体。

2.美国认知障碍健康管理知识普及与防控工作

（1）认知障碍健康管理知识普及。近几年，美国推出了一系列的认知障碍防病指导书刊，这为国家基层社区护理人员开展认知障碍疾病预防工作提供了科学依据，提高了老年认知障碍患者的社区护理水平。

美国推出的认知障碍防病指导书中具有代表性的是《老年痴呆的初级卫生保健：预防、早期诊断与早期管理》一书，此书重点强调目前还没有确切的医疗方案能够有效地防治认知障碍。预防接种、注射激素的方式虽然也在探讨中，但还未有明确的进展，主要还是依靠改善不良的生活习惯来预防认知障碍。因此，政府集中针对年龄范围在60周岁以上的老年人进行不良生活方式干预，并且对认知障碍老年人进行认知功能障碍相关干预。此类措施对改善认知障碍老年人的生活成效突出，降低了约20%认知障碍的患病率。

（2）认知障碍健康管理防控工作。《老年痴呆的初级卫生保健：预防、早期诊断与早期管理》一书中开展认知障碍老年人的防控工作的基层医务人员的具体执行细则分为以下几方面内容：① 界定目标范围人群；② 让老年群体积极投入社会活动，开展丰富多彩的带有社交性的趣味活动；③ 针对学习障碍的患病人群，具体建立的项目有健康方面的讲座、健康检查和社会服务项目，以便公众了解认知障碍，能够尽早察觉认知障碍的患病早期症状，及时采取干预措施；④ 对老年群体的心理需求予以满足，给予一定的支持和帮助；⑤ 按一定的时间间隔面向病情较轻的老年群体进行记忆测试；⑥ 重点为有认知障碍相关疾病的人群进行身体状况跟踪记录；⑦ 设立认知功能训练、身体管理中心等认知障碍康复训练中心；⑧ 对40～65岁人群定期进行相关疾病的治疗与控制；⑨ 为精神障碍的老年群体建设特殊的康复中心。

第九章 老年认知功能障碍的健康管理

（二）多元化服务

1. 新加坡的预防部门多元化

新加坡开发了一个极具创新性的认知障碍干预项目，目标群体主要是认知障碍高发的老年人。这个项目重点强调了社区的预防医学功能，并通过社区开展，但这个项目需要私人部门、非政府部门、志愿者和学术工作者的共同努力才能完成。医疗卫生专业人士和社区工作人员的联合能扩展社区卫生服务，加大对认知障碍老年人支持的力度。新加坡的干预项目的实施力图基于实证研究，这对卫生政策的调整、提高对认知障碍的识别能力和进行及时干预大有帮助。

新加坡对老年认知障碍主要利用非政府组织和慈善组织的资助。早期心理干预对减少老年认知障碍的发生率，提高老年人的生活品质，减少家庭和社会的经济负担大为有益。

2. 英国的志愿者服务

在英国，老年认知障碍症患者多由机构进行照顾，由于老年患者生活自理能力较差或丧失，很多志愿者参与到养老院的工作中，给予认知障碍症患者关爱。志愿者为老年认知障碍症患者提供一些护理服务、关心和帮助，减轻了社会的护理负担。

（三）合作化服务

三级护理模式是欧美国家为认知障碍老年人建立的一种照护模式，即居家照顾、社区护理、扶助照顾型居住三级模式。轻度认知障碍患者可以在家养老，病情不重的认知障碍患者可以接受一定程度的社区护理，病情严重的认知障碍患者需要依靠他人照顾，就需要到扶助照顾型护理院接受照顾。社区和护理院形成紧密联系，对老年人的病情进行跟踪，根据认知障碍病情的轻重安排居住环境，为认知障碍患者提供适合的护理服务。这种层次分明、层层递进的照护对病情的控制大有益处。美国阿尔茨海默协会的资料显示，在美国护理院和辅助生活社区生活的老年人有一半都患有认知障碍，对认知障碍的照护已成体系，并为认知障碍老年人建立了完善的硬件和软件设施。

三、国外老年认知障碍健康管理的启示

(一) 多元化主体的支持体系

1. 资金来源多元化

认知障碍的预防、治疗和患者看护需要大量的人力、财力投入。日本多元化吸资的方式为政府解决了财政不足问题。我国在老年福利设施的建设过程中，也可以利用民间资本的多方合作，以分担政府的压力。社会非营利组织在建设专门为认知障碍老年人提供养老服务的机构时，政府可以给予软件、硬件的资金支持，同时广泛建设老年人无障碍设施，为认知障碍老年人提供生活便利。

2. 预防项目主体多元化

强调采取多学科的认知障碍症预防战略部署。首先，控制认知障碍症的相关基础疾病的发生，即血管高危因素，包括高胆固醇血症、高血压、肥胖、糖尿病等；其次，开展各项体育活动和改善、刺激老年人认知的活动，增加老年人社会交往；再次，进行老年人饮食管理，改善营养状况，防治生活习惯病。面对认知障碍高发的老年人，社区可以开展预防项目，这需要多部门合作，需要政府部门、私人部门、非营利组织、社会志愿者和医疗学术工作者共同支持。

(二) 配套制度建设

1. 成人监护制度

日本建立了灵活性强且易操作的成年监护制度，形成了法定监护、任意监护、监护登记三足鼎立、互为支撑的成人监护制度。随着我国社会的发展，对认知障碍患者的监护也应冲破由家庭成员独自承担的束缚，将监护责任由家庭迅速向社会转移，对认知障碍老年人进行全面的监护，完善我国的监护制度。

2. 照护保险制度

长期照护保险制度可以分担认知障碍患者的护理费用。德国安联集团尝试推出一种保险产品，即使认知障碍老年人还未确定具体所需的护理服务内容，也可以为其支付每日津贴。若被保险人需要依赖他人照护，可以为其提供一项长期护理年金的产品。照护负担对我国来说是一个费时费力费金钱的棘手问题，如果针对老年认知障碍管理能够开发更多合理、有效的保险产品，并完善其保险制度，即可为认知障碍患者建立起保护屏障。

（三）基层社区服务的常态化

美国将老年认知障碍人群的健康管理融入社区的理念对我国的认知障碍健康管理具有借鉴意义。社区是老年人群长期赖以生活的居所，应该充分利用社区这一便利资源，改善人们不良的生活习惯，积极预防认知障碍疾病，并且集中针对年龄在60周岁以上的老年人广泛进行不良生活方式干预，通过向老年人和子女灌输认知障碍的相关理论与患病初期症状，尽可能地使老年患者的子女掌握认知障碍的疾病病理，准确识别认知障碍的初期临床表现特征，明确区分正常脑老化与认知障碍，在患病初期就能准确判断认知功能损伤或异常，并及时采取控制措施。

第三节　老年认知功能障碍健康管理的实践措施

一、建立健全的预防服务体系

（一）将认知障碍纳入早期预防体系

我国在应对认知障碍的预防工作中，建立了多元化的支持系统。政府应尽快建立专门针对认知障碍的预防机构；医院要开设认知障碍专科门诊，配备全科医生，及早诊断老年认知障碍；社区要增加认知障碍专业医生和健康管理指导师，形成社区卫生防控服务中心。这样，形成认知障碍预防体系，并将认知障碍的早期预防纳入早期预防体系之中。落实各部门责任，提高服务能力，完善资源配置，全面推进认知障碍的早期预防控制工作，建立认知障碍疾病的长效防控机制。明确各级疾控中心在认知障碍疾病防控工作中的定位和职责，注重做好与医疗机构、社区卫生防控服务中心的协调，建立起自上而下、各部门有机合作的认知障碍疾病预防控制工作网络。

政府应高度重视认知障碍的早期预防工作。预防机构可借鉴国外老年认知障碍疾病的此类防控方法，结合本地区的具体情况，制定出既可行又具有针对性的具体措施，借助健康宣传，灌输本地区老年认识障碍预防理念。重点宣教认知障碍疾病防控知识，控制引发认知障碍疾病的高危因素，包括预防基础疾病的发生，这样能够及早发现认知功能异常，控制疾病发展。

（二）将老年人认知功能定期筛查纳入公共卫生项目

老年认知障碍症是公共卫生问题，涉及医疗成本、患者的治疗和护理成本、家庭护理者的收入成本，这些直接成本和隐形成本都会给社会和家庭带来巨大的压力，通过早期筛查可以减少患病率，减轻社会负担。早期筛查可以发现老年人的认知功能是否有器质性病变，并制定对患者下一步的检查方案，最好在发生症状前就能筛查出危险因素，获得改善、延缓或阻止病情发展的最佳时机，否则会贻误病情。国内外这些年的研究未能取得理想成果也许与治疗起步太晚有关。国内正在研究认知障碍症与相关的基因突变有关，可能会为认知障碍症早期诊断提供新途径。另外，对于脑的局部萎缩或全部萎缩、脑斑块等重要危险因子，如果能及早查出，症状前期就开始应用一些防治的药物和疫苗，可能会有效果。记忆检测已经在欧美国家普遍开展，列入常规体检项目，并纳入医保范围。我国对老年人认知功能的筛查也应尽快纳入公共卫生服务项目，早期筛查并及时进行干预与管理。

（三）建立政府、社会及家庭相结合的预防服务模式

建立政府、社区、家庭相结合的预防模式，是应对老年化社会的有效途径，以满足认知障碍健康管理的多层次需求。

政府的预防机构承担着国家公共卫生的主要职能，贯彻政府的公共卫生政策，贯彻预防疾病的健康理念。预防机构研究预防认知障碍疾病的相关问题，并探究保护与增进健康的方法，对社区人员进行疾病预防知识的培训，指导并监督社区人员开展具体的防病工作；防病工作由社区承担，社区要为本区域老年人群的预防保健提供基础管理和服务；企业和社会组织可以参与到预防项目中；家庭养老是老年人比较依赖的养老模式，因此家庭预防是首要的。建立全方位的卫生预防管理体系，体现了多部门合作、多方参与的理念。

二、制定认知障碍健康管理的配套制度体系

（一）将老年认知障碍的预防保健列入专项工作

将老年认知障碍的预防列入专项工作内容，提高公众对认知障碍的关注度，具体宣传可以交由社区的健康管理者实施展开。政府要加大对社区老年人健康教育的监督力度，并制定老年人疾病防控的相关政策，加大人员投入，组建一批有能力、具备健康教育知识的师资队伍。政府的职能部门在具体落

实防控部署计划时,要与地方医院适时结合,为健康知识普及工作积极作为,将对百姓的关怀转为对抗认知障碍疾病的强大动力。社区的医护人员也应积极落实政府的防控部署,为本辖区老年人的身体健康做好基础防护的社会服务工作。

(二) 实行老年认知障碍的分级护理

患病后的老年人只有获得优质的护理,才能控制病情。因此,要建立社区、居家相结合的认知障碍管理模式。专业医师可对家庭照顾者进行定期的家访,指导照顾者居家护理,缓解照顾者的压力,提升护理效果。社区也可组织区内、区外的陪护者进行护理交流,通过对认知障碍类型和程度不同的护理,总结预防的要点,邀请各类有护理经验的陪护人员,以切身的照护经历向那些尚未得病和有早期症状的家庭成员进行注意事项交流,广泛探讨控制认知障碍症发展的应对措施。

对入住养老机构的老年认知障碍患者,根据其健康状况测评建立个人健康档案,考虑患者的病情程度设计特定的护理方案,并定期根据实施效果调整方案,重新测评患者的病情。对病情不同的老年人要进行不同程度的分级护理,完善认知障碍症患者的护理服务,并对患者的护理根据病情程度建立重点护理项目,减轻病人过激性行为。在照护过程中,除基本的药物控制外,以非药物形式的康复训练为主。

(三) 建立长期护理保险与预防机制

随着认知障碍老年人的自理能力日趋下降,认知障碍症的护理成本便不断上升,势必要研发能够满足不同护理程度、不同护理级别的护理保险,以满足认知障碍老年人的家庭需求。很多政协委员提议,国家应全面建立老年人长期护理保险制度。国务院法制办要力求为老年人创造规范有序的法律环境,制定《老年护理保险法》,并提出在试行阶段由公民自愿投保,根据发展形势,逐步采取政府强制投保,在参保资金来源上,由个人、企业和政府分摊费用。在保险人选择上,应以德国、美国的护理保险为鉴,主要由商业保险公司运作管理。同时,保险监管会依据相关规定,对政策性保险和强制保险进行监管,为护理保险提供规范、有序的保障。

认知障碍是众多老年人面临的极大困扰,预防其发生或发展的有效方法是适时建立标准化诊断和干预制度,并建立社区医生与老年人的签约服务制度,同时建立定期宣传教育制度、定期健康体检制度、定期跟踪回访制度。有效避免疾病的社会负担和家庭负担、医疗负担和照护负担，对于治疗和缓解认知障碍症的应用药品，也可以借鉴国外适用药品的制作方法，形成制药成本控制制度。将长期护理保险制度与这些预防机制有机结合。

（四）医疗保险与护理保险功能对接

即使有一定的预防措施预防老年认知障碍疾病的发生及其发展，也不可避免地发生认知障碍症，因此还需要提前考虑应对的保险措施。在我国医疗保险项目中，虽然有些重大疾病保险将认知障碍列入其中，但品种不多，公众认知度也不高。所以，应尽快完善医疗疾病保险项目，通过医疗保险制度的完善，增强认知障碍症病种的医疗保障措施，降低认知障碍患者的医药费用，对认知障碍患者的医药资费规定补偿额度、相应报销比例，尽可能减轻老年认知障碍患者的医疗压力。

在医疗保险日益完善的同时，保险业可以着力研发新的保险产品，创建适合我国国情的认知障碍症专属保险产品，力争对认知障碍患者护理产生的费用采用护理保险形式分担一部分。这样，老年人一旦患病，不仅医疗成本可以降低，长期护理成本也可以降低。随着医疗保险与护理保险产品功能的对接，老年认知障碍患者家庭的压力也逐渐减轻。

（五）健全老年认知障碍患者的监护制度

老年人患病后，权益需要保护，因此对老年认知障碍患者的监护必不可少。政府应尽快建立长期照护及监护服务体系。可以借鉴日本成年监护的经验，即老年人在患病前意识清醒时可以根据自己的意愿选定监护人，同时签订委托监护合同，监护人主要负责老年人全部监护事务或其中一部分监护事务，认知障碍群体又是弱势群体中的特殊群体，由老年人的监护人保护老年人的各项权益，给予老年患者关怀，解决老年人的后顾之忧，使其实现老有所养，病有所依。

三、提升基层卫生服务的管理职能

（一）培训社区全科医生

由于我国认知障碍老年人患病率居高不下，社区不但要预防疾病的发生，而且要控制疾病的发展，这需要更多的全科医生来满足老年认知障碍人群的需求。但目前国家医护人员短缺，在短期内又无法解决，社区不妨将社区的医护人员定期安排到地方医院进行培训，或者安排医院的专业医生定期到社区对护理人员进行相关专业知识和技能培训，让医护人员学习认知障碍症的专业知识，以国内外先进的认知障碍预防理念为模板，提高对认知障碍功能障碍的辨别能力、早期发现和早期干预能力，培训社区全科医生，增加社区全科医生的数量，为认知障碍老年人提供上门服务。

（二）普及认知障碍病理知识

社区是老年群体集居的重要活动场所，对认知障碍的预防工作仅靠政府的政策宣传是远远不够的。国外的经验告诉人们，进行认知障碍健康教育尤为重要。社区要加强对认知障碍知识的扫盲性宣传，普及大众对认知障碍的认识和预防理念，必须明确各类认知障碍症都有不同的危险因素，防范要从年轻时期就开始实施，从预防基础疾病开始，预防的关注点包括饮食、生活习惯、社会活动、体育锻炼、脑功能训练等，对社区内的居住人群，重点是老年群体，普及认知障碍症的病理知识，宣传健康的生活方式。通过普及认知障碍相关知识、让各家庭重视健康。建立老年人健康档案，动态追踪老年人身体状况，并可以配合阿尔茨海默病知识测评量表（ADKS）测试认知障碍知识。

（三）认知障碍健康管理的专项资金投入与专项管理

认知障碍的预防工作以认知障碍老年人为服务对象，政府的预防机构在做好预防工作的同时，应加强对专项资金的管理。预防机构专项资金源于财政部门或者其他机构通过预算等方式拨付的专账，并由政府对专款用途进行约束，杜绝挪用、变相占款或随意浪费，造成专款流失。专项资金要投入预防认知障碍的专项管理项目之中，这样，专项资金才能发挥应有的作用，同时提高专项资金的使用效率。

（四）完善社区卫生服务中心的基础设施

对认知障碍患者的认知和行为训练目前没有固定的训练方法，可以根据患者的具体认知功能状况，采取多种方式，对患者进行良性刺激，也可以利用有益的器材进行康复训练，以促进其认知功能的改善。社区卫生防控服务中心在开展健康管理服务和早期干预的社会服务中，应该配备康复训练设施和专用服务设备。社区可以向政府申请对基本公共卫生的财政投入，若政府财力有限，应适当考虑吸引民间资本投入，动员社会力量，通过捐款、赞助方式引入资金，用于社区卫生防控服务中心的基础设施建设，补充政府公共资源的不足，突破单一主体投入的巨大压力。这样，在括充资金来源渠道的同时，能够提高资源利用率。

附录：常用神经心理学评估量表

附录1 简易精神状态检查量表
（Mini-Mental State Examination，MMSE）

简易精神状态检查量表（Mini-Mental State Examination，MMSE）是国内外应用最广泛的认知筛查量表，内容覆盖定向力、记忆力、注意力、计算力、语言能力和视空间能力（附表1）。Mitchell对近10年34个大样本痴呆研究和5个MCI研究进行分析，发现在记忆或痴呆门诊等专业机构中，MMSE区别正常老人和痴呆的敏感度和特异度分别达到77%和89.9%，区别正常老人和MCI的敏感度和特异度分别为63.4%和65.4%，区别MCI和痴呆的敏感度和特异度分别为89.2%和45.1%；在社区或初级医院区别正常老人和痴呆的敏感度和特异度分别为83.3%和86.6%。所以，MMSE对识别正常老人和痴呆有较高的价值，但对识别正常老人和MCI以及MCI和痴呆作用有限（均为Ⅰ级证据）。

附表1 简易精神状态检查量表

检查项目
1.请您告诉我： 现在是哪一年？ 现在是什么季节？ 现在是几月份？

续 表

检查项目

今天是几号？
今天是星期几？
这是什么城市（城市名）？
这是什么区（城区名）？
这是什么街道？
这是第几层楼？
这是什么地方？
评分：每一正确回答1分，共10分。

2. 现在我说三样东西的名称，我说完后请您重复一遍并记住，过一会儿我还要问您。（仔细说清楚，每样东西用一秒钟，如果被试不能完全说出，可以重复，最多6遍，但记第一遍得分）
皮球 __ 国旗 __ 树木 __
评分：每一正确回忆1分，共3分。

3. 现在请您算一算，100减去7，所得的数再减去7，一直算下去，将每次的得数都告诉我，直到我说"停"为止。
93__86__79__72__65__
评分：每一个正确答案1分，共5分，如果上一个错了，如100-7=90，下一个对，如90-7=83，第二个仍给分。

4. 现在请您告诉我，刚才我要您记住的三样东西是什么？
皮球 __ 国旗 __ 树木
评分：每一正确回忆1分，共3分。

5.（检查者出示手表）请问这是什么？手表 __
（检查者出示铅笔）请问这是什么？铅笔 __
评分：每一正确回答1分，共2分。

6. 现在我说一句话，请您清楚地重复一遍。"大家齐心协力拉紧绳。"
评分：重复正确、咬字清楚记1分。

7.（检查者把写有"请闭上您的眼睛"大字的卡片出示给被试）"请您念一念这句话，并按这句话的意思去做。"
评分：念对并有闭眼睛的动作记1分。

8.（检查者给被试一张空白纸）"我给您一张纸，请您按我说的去做。"（不要重复说明，也不要示范）
用右手拿这张纸 __ 用双手把纸对折 __ 将纸放在左腿上 __
评分：每一正确动作1分，共3分。

续　表

检查项目

9. 请您写一个完整的句子,要有主、谓语,什么内容都可以。(由被试自己写,语法、标点、拼写错误可以忽略)
评分:句子符合以上要求记 1 分。

10.(指着下面的图形)"请您照着这个样子把它画下来。"(必须画出 10 个角,2 个五边形交叉,交叉图形呈四边形方能得分,线条不平滑可以忽略)
评分:图案符合以上要求记 1 分。
总分:__

附录 2　蒙特利尔认知评估量表
（Montreal cognitive assessment, MoCA）

蒙特利尔认知评估量表（Montreal cognitive assessment, MoCA）覆盖注意力、执行功能、记忆、语言、视空间结构技能、抽象思维、计算力和定向力等认知域,旨在筛查 MCI 患者(附表 2)。原作者研究发现,以 26 分为分界值,MoCA 区别正常老人和 MCI 及正常老人和轻度 AD 的敏感度分别为 90% 和 100%,明显优于 MMSE（分别为 18% 和 78%）,而且有较好的特异度（87%）（Ⅱ级证据）。MoCA 对识别帕金森病导致的认知障碍和痴呆也优于 MMSE（Ⅱ级证据）。该量表尽管没有加工速度的要求,但由于注意/执行功能的项目比较多,故对 VCI 的检测仍然优于 MMSE（Ⅱ级证据）。另外,MoCA-5 分钟版包括 5 个单词即刻回忆与延迟回忆、6 个定向题与 1 个流畅性测验,可以作为筛查应用。还有,作为随访工具的 MoCA 电话版已经得到验证,适用于文盲和低教育水平老人人群的 MoCA 基础测验（MoCA-B）中文版正在进行信度效度检验。

附表2　蒙特利尔认知评估基础量表测试指导和评分方法

1. 交替连线测验	指导语：我们常用阿拉伯数字"123…"表示顺序，有时也用汉字"一、二、三……"来表示顺序。请您从一个阿拉伯数字到一个汉字数字把它们按顺序交替连起来。从这里开始（指向数字"1"），从阿拉伯数字"1"连向汉字"一"，再连向阿拉伯数字"2"，并一直连下去，到这里结束（指向汉字"五"） 评分：当受试者完全按照"1—一—2—二—3—三—4—四—5—五"的顺序进行连线且没有任何交叉线时给1分。当受试者出现任何错误而没有立刻自我纠正时，给0分
2. 视空间结构（立方体）	指导语：（检查者指着立方体）请您照着这幅图在下面的空白处再画一遍，并尽可能准确 评分：完全符合下列标准时给1分。①图形为三维结构；②所有的线都存在；③无多余的线；④相对的边基本平行，长度基本一致（长方体或棱柱体也算正确）。上述标准中，只要违反其中任何一条，即为0分
3. 视空间结构（钟表）	指导语：（检查者指着下面空白处）请您在这儿画一个钟表，填上所有的数字，并指示出11点10分 评分：符合下列三个标准时，分别给1分。①轮廓（1分）：钟表的面必须是个圆，允许有轻微的缺陷（如圆没有闭合）。②数字（1分）：写出所有的数字且无多余的数字；数字顺序必须正确且在所属的象限内；可以是罗马数字；数字可以放在圆圈之外。③指针（1分）：必须有两个指针且一起指向正确的时间；时针必须明显短于分针；两个指针的交点必须接近钟表的中心。上述各项标准中，如果有其中任何一条错误，则该项不给分
4. 命名	指导语：（自左向右指着图片问受试者）请您告诉我这个动物的名字 评分：每答对一个给1分，不对给0分，请写在下面的括号内 正确回答：（1）狮子；（2）犀牛；（3）骆驼或单峰骆驼
5. 记忆	指导语：下面我给您念几个词，您要注意听，一定要记住。我读完后，把您记住的词告诉我，想起哪个就说哪个，不必按我读的顺序 检查者以每秒1个词的速度读出5个词，然后把受试者回答正确的词在第一试的空栏中用"√"标出。当受试者回答出所有的词，或者再也回忆不起来时，把这5个词再读一遍，并向受试者说明："我把这些词再读一遍，您尽力去记，并把记住的词告诉我，包括您在第一次已经说过的词。"把受试者回答正确的词在第二试的空栏中标出 第二试结束后，告诉受试者一会儿还要让他回忆这些词 评分：这两次回忆不记分
6. 数字广度顺背	指导语：下面我读一些数字，您仔细听，我说完后，您照样重复一遍 按照每秒钟1个数字的速度读出这5个数字：21854 评分：复述准确给1分

续 表

7. 数字广度倒背	指导语：下面我再说一些数字，您仔细听，我说完后，请您倒着重复一遍 按照每秒钟1个数字的速度读出这3个数字：742 评分：复述准确给1分（正确回答是2—4—7）
8. 警觉性	指导语：下面我要读出一系列数字，请注意听。每当我读到1的时候，您就敲一下桌子。当我读其他的数字时不要敲 检查者以每秒1个的速度读出数字串：52139411806215194511141905112 评分：如果完全正确，或只有一次错误，则给1分，否则不给分（错误是指当读1的时候没有敲桌子，或读其他数字时敲桌子）
9. 连续减7（可参照MMSE结果评分）	指导语：现在请您算一算，100减7，所得的数再减7，一直往下减，直到我让您停为止（如果需要，可以再向受试者讲一遍） 评分：本条目总分3分。全部错误记0分，一个正确给1分，2~3个正确给2分，4~5个正确给3分。每一个计算都单独评定，如果受试者减错了一次，而后续的减7都正确，则后续的正确减数仍给分。例如，如果受试者的回答是92—85—78—71—64，92是错误的，而其他结果都正确，因此给3分
10. 句子复述	指导语：现在我要读一句话，我读完后，请您尽可能把这句话原原本本地重复出来（暂停一会儿），我只知道今天张亮是来帮过忙的人 （受试者回答完毕后）现在我再读另一句话，我读完后，请您也把它原原本本地重复出来（暂停一会儿），狗在房间的时候，猫总是躲在沙发下面 评分：复述正确，每句话分别给1分。复述必须准确，注意复述时出现的省略不能得分（如省略了"只""总是"）以及替换/增加（如"我只知道今天张亮……"说成"我只知道张亮今天……"，或把"房间"说成"房子"等）
11. 词语流畅性	指导语：请您尽可能快、尽可能多地说出您所知道的动物的名称。时间是1分钟，准备好了吗？开始（一分钟后停止） 评分：如果受试者1分钟内说出的动物名称≥11个，则记1分。同时，尽可能详细记录检查者的回答内容。龙、凤凰、麒麟等神化动物也算正确

续 表

12. 抽象	让受试者解释每一对词语在什么方面类似，或者说它们有什么共性。指导语从例词开始。 指导语："请您说说橘子和香蕉在什么方面类似？"如果受试者回答的是一种具体特征，如都有皮或都能吃等，那么再提示一次："请再换一种说法，它们在什么方面类似？"如果受试者仍未给出准确回答（水果），则说："您说得没错，也可以说它们都是水果。"但不要给出其他任何解释或说明。在练习结束后，说："您再说说火车和自行车在什么方面类似？"当受试者回答完毕后，再进行下一组词："您再说说手表和秤在什么方面类似？"不要给出其他任何说明或启发 评分：只对后两组词的回答进行评分。回答正确，每组词分别给1分。只有下列回答被视为正确 火车和自行车：运输工具；交通工具；旅行用的 手表和秤：测量仪器；测量用的 下列回答不能给分 火车和自行车：都有轮子 手表和秤：都有数字
13. 延迟回忆	指导语：刚才我给您读了几个词，并让您记住，请您再尽量回忆一下，这些词都有什么（对未经提示而回忆正确的词，在下面的空栏中标示出） 评分：未经提示下自由回忆正确的词，每词给1分 在自由回忆之后，对未能回忆起来的词，通过语义分类线索提示鼓励受试者尽可能地回忆（例如："我刚才让您记了身体的一部分，请告诉我是什么？"）如果仍不能回忆起来，再进行多选提示（例如，"我说三种东西，您看哪个是刚才让您记过的，鼻子、面孔、手掌"）。经分类提示或多选提示回忆正确者，在相应的空栏中打钩（√）作标记。各词的分类提示和多选提示见下表。线索回忆不记分，只用于临床目的，线索回忆可以提示受试者记忆障碍的类型。当记忆缺陷是由再现障碍导致时，线索提示将使受试者的记忆明显改善；当记忆缺陷由编码障碍导致时，线索提示没有帮助 | | 面孔 | 天鹅绒 | 教堂 | 菊花 | 红色 | |---|---|---|---|---|---| | 不提示 | | | | | | | 分类提示 | 身体的一部分 | 一种纺织品 | 一种建筑 | 一种花 | 一种颜色 | | 多选提示 | 鼻子、面孔、手掌 | 棉布、丝绸、天鹅绒 | 学校、教堂、医院 | 玫瑰、菊花、牡丹 | 红色、蓝色、绿色 |

续　表

14. 定向	指导语:"告诉我今天是什么日期。"如果受试者回答不完整,则可以分别提示受试者:"告诉我现在是 [ ] 哪一年,[ ] 几月份,[ ] 几号,[ ] 星期几。"然后再问:"[ ] 告诉我这是什么地方,[ ] 在哪个城市?" 评分:每正确回答一项给 1 分。受试者必须回答准确的日期和地点(医院、诊所、办公室的名称)。日期多一天或少一天都算错误,不给分
15. 总分	把各项得分相加即总分,如果受教育年限≤ 12 年,则加 1 分

附录 3　临床痴呆评定量表
（Clinical Dementia Rating，CDR）

　　临床痴呆评定量表由记忆、定向、判断和解决问题、工作及社交能力、家庭生活和爱好、独立生活能力 6 个项目组成，做出"正常 CDR=0、可疑痴呆 CDR=0.5、轻度痴呆 CDR=1、中度痴呆 CDR=2、重度痴呆 CDR=3"五级判断。（附表 3）除 CDR-GS（CDR global score）这种分析方法外，目前国际上更流行的是 CDR-SB（Clinical Dementia Rating scale Sum of Boxes）得分指标。CDR-SB 总分是将 6 个项目的得分简单相加之和。O'Bryant（2010）比较 5115 例正常老人、2551 例 MCI 患者与 4796 例痴呆患者，发现 CDR-SB 能够有效地区分这 3 个组别。CDR-SB=0 表示被试者正常，0.5 ~ 4.0 分为可疑认知受损（其中 0.5 ~ 2.0 分为可疑受损，2.5 ~ 4.0 分为极轻痴呆），4.5 ~ 9.0 分为轻度痴呆，9.5 ~ 15.5 分为中度痴呆，16.0 ~ 18.0 分为重度痴呆（Ⅱ级证据）。在临床药物试验的疗效评估上，CDR-GS 与 CDR-SB 都是重要的评估指标。根据额颞叶退行性变修订的 CDR（FTLD-mCDR）在原来 CDR 基础上增加了"行为紊乱"和"语言评估"这两项，已经证实可以有效反映 FTLD 的病情严重度。由于完成 CDR 耗时长，需要约 30 分钟，Duara 于 2010 年发表了 CDR 的修订版（mCDR），其全部项目是施测者根据知情者回答获得的信息进行评分，耗时约 10 分钟。注意 mCDR 的部分项目与 CDR 的检测项目不一致。

附表3　CDR记分表

内　容	无 0	可疑 0.5	轻度 1	中度 2	重度 3
记忆力	无记忆缺损或只有轻微的、偶尔的健忘	经常性的轻度健忘；对事情能部分回忆；"良性"健忘	中度记忆缺损，对近事遗忘突出，记忆缺损妨碍日常活动	严重记忆缺损；能记住过去非常熟悉的事情，新发生的事件很快遗忘	严重记忆丧失；仅存片段的记忆
定向力	能完全正确定向	对时间关联性有轻微的困难，其余能完全正确定向	对时间关联性有中度困难；检查时对地点仍有定向能力；但在某些场合可能有地理定向能力障碍	对时间关联性有严重困难；通常对时间不能定向，常有地点失定向	仅对患者自己有定向力
判断与解决问题的能力	能很好地解决日常问题，处理事务和财务，判断力良好	在解决问题、辨别事物间的异同点方面有轻微缺损	在解决问题、辨别事物间的异同点方面有中度困难；通常还能维持社交事物判断力	在解决问题、辨别事物间的异同点方面有严重损害；社会判断力通常受损	不能做判断，或不能解决问题
社会事务	和平常一样能独立处理工作、购物、义务劳动及社会群体活动	在这些活动方面仅有轻微损害	已不能独立进行这些活动；可以从事其中部分活动，不经意地观察似乎正常	不能独立进行室外活动；但可被带到家庭以外的场所参加活动	不能独立进行室外活动；病重得不能被带到家庭以外的场所参加活动
家务与业余爱好	家庭生活、业余爱好和需用智力的兴趣均很好保持	家庭生活、业余爱好和需用智力的兴趣有轻微损害	家庭活动有肯定的轻度障碍，放弃难度大的家务，放弃复杂的爱好和兴趣	仅能做简单家务，兴趣明显受限，而且维持得差	丧失有意义的家庭活动
个人自理能力	完全自理	需旁人督促或提醒	穿衣、个人卫生及个人食物料理都需要帮助	个人自理方面依赖别人给予很大帮助；经常大小便失禁	
总体得分	0	0.5	1	2	3

附录 4 日常生活能力量表
（Activity of Daily Living，ADL）

日常生活活动量表（Activity of Daily Living，ADL）是常用的评价老年人日常活动能力的工具，不同的专家或协作组织编制了多个 ADL 量表，如 AD 协作研究 ADL 问卷（Alzheimer disease cooperative study-ADL inventory，ADCS/ADL）、Lawton 等制定的 ADL 等，一般都包括对 BADL 和 IADL 的评测，在国内外临床和研究中广泛使用。下面介绍国内常用的日常生活活动量表。

1. 划界分

该量表共 20 项（附表 4），前 8 项测查 BADL，后 12 项评估 IADL，每项评分标准为 4 级：1 分 = 自己完全可以做；2 分 = 有些困难，自己尚能完成；3 分 = 需要帮助；4 分 = 根本没法做。总分 20～80 分，分数越高能力越差。研究提示，划界分在 23 分时对痴呆的敏感度和特异度兼顾最好，分别为 63% 和 86%。研究者建议，应根据年龄或文化程度制定不同的划界分：40～65 岁年龄段建议以 21 分为划界分，75 岁以上为 25 分；文盲组划界分为 23 分，大学及以上者 21 分。

2. 主要应用范围

用于日常及社会功能的测查。

附表 4 日常生活能力量表

项　目	评　分			
吃饭	1	2	3	4
穿脱衣服	1	2	3	4
洗漱	1	2	3	4
上下床、坐下或站起	1	2	3	4
室内走动	1	2	3	4

续　表

项　目	评　分			
上厕所	1	2	3	4
大小便控制	1	2	3	4
洗澡	1	2	3	4
自己搭乘公共汽车（知道乘哪一路车，并能独自去）	1	2	3	4
在住地附近活动	1	2	3	4
自己做饭（包括生火）	1	2	3	4
吃药（能记住按时服药，并能正确服药）	1	2	3	4
一般轻家务（扫地，擦桌）	1	2	3	4
较重家务（擦地擦窗、搬东西等）	1	2	3	4
洗自己的衣服	1	2	3	4
剪脚趾甲	1	2	3	4
购物	1	2	3	4
使用电话	1	2	3	4
管理个人钱财	1	2	3	4
独自在家（能独自在家待一天）	1	2	3	4

参考文献

[1] 代宝珍. 轻度认知障碍筛查阳性者老年痴呆症相关知识—态度—行为研究 [D]. 武汉：武汉大学，2012.

[2] 丁玎. 老年认知障碍的人群患病率调查及遗传流行病学研究 [D]. 上海：复旦大学，2012.

[3] 向静. 老年认知功能障碍与颈动脉硬化及相关基因多态性研究 [D]. 重庆：第三军医大学，2013.

[4] 商桑. 预防医疗视角下老年认知障碍的健康管理研究 [D]. 沈阳：沈阳师范大学，2017.

[5] 卢晶梦. 农村老年人认知功能现状及影响因素研究 [D]. 苏州：苏州大学，2017.

[6] 杨柳. 老年认知障碍的危险因素及社会心理研究 [D]. 上海：复旦大学，2011.

[7] 于焕清. 生活因素对老年认知功能的影响 [D]. 青岛：青岛大学，2011.

[8] 赵春善. 轻度认知障碍老年人认知功能干预模式的构建及其干预效果评价 [D]. 延吉：延边大学，2016.

[9] 郗川月. 中药复方治疗遗忘型轻度认知功能障碍的系统评价 [D]. 北京：北京中医药大学，2016.

[10] 高莹. 认知障碍的危险因素调查及中医证候与认知功能的相关性研究 [D]. 北京：北京中医药大学，2016.

[11] 王静. 针灸治疗卒中后认知障碍的文献评价和临床研究 [D]. 广州：广州中医药大学，2017.

[12] 贾建军. 老年人认知功能障碍的防治知识问答 [M]. 北京：中国社会出版社，2011.

[13] 吕佩源. 血管性认知功能障碍 [M]. 北京：中国科学技术出版社，2012.

[14] 陈可冀. 中华老年医学 [M]. 南京：江苏凤凰科学技术出版社，2016.

[15] 贾建平. 中国痴呆与认知障碍诊治指南：第2版 [M]. 北京：人民卫生出版社，2016.

[16] 徐勇，张耀东，聂宏伟. 老年认知障碍与痴呆的实证研究 [M]. 北京：科学技术文献出版社，2018.

[17] 周卫东. 认知神经病学 [M]. 北京：军事医学科学出版社，2013.